Prof. Dr. Johannes Huber

Liebe lässt sich vererben

Wie wir durch unseren Lebenswandel die Gene beeinflussen können

unter Mitarbeit von Regina Carstensen

ZABERT SANDMANN

Inhalt

Liebe Leserin, lieber Leser,

Warum empfinden einige Menschen Empathie mit anderen, und wieso fehlt manchmal das Einfühlungsvermögen für das Leid nicht nur fremder, sondern auch vertrauter Personen? Warum scheint die Gewaltbereitschaft immer größer zu werden, weshalb nehmen Depressionen immer mehr zu? Wird nach Antworten gesucht, heißt es meist etwas diffus, dass unsere Gesellschaft komplexer geworden ist, unsere Kinder sich vielleicht zu sehr in digitalen Welten verlieren. Dann aber, wenn in den Nachrichten davon die Rede ist, dass Jugendliche aus unerfindlichen Gründen Amok laufen, ist dieses Aggressionspotenzial tatsächlich und zu Recht beängstigend – und man fängt an, konkret zu überlegen: Es muss doch Möglichkeiten geben, einen liebevolleren Umgang miteinander zu pflegen! Als Mediziner kann ich nur sagen: Ja, es gibt sie, wobei für mich aber auch dazugehört, dafür zu sorgen, dass unsere Kinder gesünder werden.

Die Epigenetik wirft neue Fragen auf

Gerade wir Ärzte stehen vor einer neuen Verantwortung. In den vergangenen Jahren stellte sich heraus, dass die menschlichen Gene nicht alles sind, was uns ausmacht. Unser Schicksal ist nicht abhängig von einem starren Erbgut, einem Korsett, in dem wir unwiderruflich gefangen sind. Es hat sich gezeigt, dass wir genauso von einem Zusammenwirken von Genen und Umwelt bestimmt werden. Herausgefunden hat das die junge Wissenschaft der Epigenetik: Unsere Gene sind das ganze Leben hindurch in Bewegung, wobei es einzelne Phasen gibt, in denen der Mensch besonders anfällig für Anpassungen an die Umwelt ist: Schwangerschaft, die ersten Jahre nach der Geburt, die Pubertät.

Als Gynäkologe begleite ich Frauen und Mütter in diesen prägenden Zeiten, und so ist es nur selbstverständlich, dass ich mich mit den Erkenntnissen der Epigenetik vertraut gemacht habe. Sie haben meinen Behandlungsansatz wesentlich verändert. Wird eine Schwangere etwa von ihrem Chef gemobbt, so kann das Auswirkungen auf das ungeborene Baby haben, die erst in späteren Lebensjahrzehnten zum Tragen kommen können, vielleicht sogar erst in der nächsten Generation. Wenn ich davon erfahre, halte ich es für notwendig, dass die werdende Mutter von ihrem Arbeitsplatz freigestellt wird. Das Problem der Leihmutterschaft hat angesichts epigenetischer Entdeckungen ebenfalls zu neuen Überlegungen geführt; sie müssen bedacht werden, wenn man sich zu einem solchen Schritt entscheidet. Doch für alle zukünftigen Eltern geht es zentral um etwas, was ich die »Epigenetik des Streichelns« nenne: Die Liebe oder die Gleichgültigkeit, die Zuwendung oder Achtlosigkeit, die ein Kind erfährt, aber auch Angst und Schrecken, die von der Mutter übertragen werden, sind in epigenetischen Vorgängen gespeichert – zum Vorteil oder Nachteil eines Menschen.

Eine Chance für die nachkommenden Generationen

Diese »Gedächtnisphänomene« beginnt die medizinische Forschung erst jetzt mehr und mehr zu verstehen. Sie versucht, genauer herauszufinden, wie wir geprägt werden und wie wir diese Prägung weitervererben. Das Zusammenspiel von Ich und Welt, bei dem die Persönlichkeit eines Kindes und auch seine Gesundheit gleichsam wie Plastilin geformt werden können, ist vielleicht eine große Chance für uns. Mütter und Väter haben es weitaus mehr in der Hand, als man bisher dachte, durch ein bewusstes Leben auf eine gesunde und glückliche Zukunft ihrer Nachkommen einzuwirken. Das ist eine große Herausforderung, denn es kann an ihnen liegen, ob die Menschen in den nächsten Generationen größere Sozialkompetenzen erwerben, Konflikte lösen, Andersdenkende akzeptieren, Liebe geben können. Darauf aufmerksam zu machen ist eine Intention des vorliegenden Buches.

Herzlichst
Ihr
Prof. Dr. Dr. Johannes Huber

Prägezeiten des Lebens

Bei einer morgendlichen Dienstübergabe machte eine Kollegin, die seit Jahren im Kreißsaal arbeitet, eher nebenbei eine Bemerkung: Sie habe den Eindruck, die Babys würden bei der Geburt immer größer. Erstaunt schauten wir uns an, zugleich hatten wir das Gefühl, es könnte etwas an der Aussage dran sein. Was uns wiederum veranlasste, die Angelegenheit genauer zu überprüfen. An unserer Universitätsklinik für Frauenheilkunde in Wien war das kein Problem, da hier seit vierzig Jahren bei jeder Geburt die Maße des Kindes dokumentiert werden, und seit einigen Jahren sind diese Daten elektronisch gespeichert.

Der Blick in den Computer brachte ein Resultat, das uns dann doch in seiner Eindeutigkeit überraschte: Die Kollegin hatte mit ihrer Beobachtung Recht. Im Vergleich zu den Längenangaben der vergangenen Dekaden ließ sich in der Tat eine bemerkenswerte Größenzunahme bei den Neugeborenen registrieren.

Neugierig geworden, ließ uns die Sache nicht mehr los: Nun wollten wir auch wissen, ob sich zu dieser Entwicklung auch das Körpergewicht der Säuglinge verändert hat. Erneut baten wir die Computerspezialisten, die gespeicherten Daten so zu analysieren, dass wir fundierte Informationen darüber bekommen. Das Ergebnis bestätigte dann unsere Vermutungen, die wir schon längst hatten: Im Verlauf der letzten vier Jahrzehnte kamen die Babys nicht nur größer, sondern auch durchgehend schwerer auf die Welt – und das kontinuierlich.

Geburtshelfer interessiert aus verständlichen Gründen noch ein weiteres biometrisches Maß – der Schulterumfang. Er entscheidet in letzter Instanz, ob ein Kind in herkömmlicher Weise das Licht des Tages erblickt, das heißt durch Beckenkanal und Scheide, oder ob eine Kaiserschnittentbindung notwendig ist. Deswegen erweiterten wir unsere Recherche und ließen uns nun auf elektronischem Weg den Schulterumfang der Neugeborenen berechnen: Auch der hatte im vergangenen knappen Jahrhundert signifikant zugenommen.

Aber was hatten die drei Erkenntnisse zu bedeuten? Die Erklärung schien anfangs einfach: Die Mütter, so vermuteten wir, hätten sich während der Schwangerschaft in zunehmendem Maße besser ernährt, die Kalorienzufuhr war erhöht. In Diskussionen mit Kollegen von unseren molekularbiologischen Instituten zeigte sich jedoch, dass unser Erklärungskonzept zu simpel war. Das Wachstum eines Kindes im Mutterleib sei ein komplexes Geschehen, das sich nicht einfach verändert, nur weil Schwangere sich anders ernähren.

Die Botschaft unserer Nahrungsmittel

Natürlich spielt die Ernährung eine wichtige Rolle bei der Entwicklung eines ungeborenen Kindes. Allerdings vergrößern mehr aufgenommene Kalorien von werdenden Müttern tatsächlich nicht direkt seine biometrischen Maße, so wie die Wasserzufuhr bei Pflanzen zu einem automatischen Sprießen der Blätter führt. Eher ist es so, dass unsere Lebensmittel, die darin enthaltenen Vitamine, Spurenelemente und Mineralstoffe, auch die Nahrungsergänzungsmittel, eine Art Botschaft in unserer molekularbiologischen Ausstattung hinterlassen. Manche von ihnen haben gleich einer politischen oder wirtschaftlichen Entscheidung einen nachhaltigen Effekt, andere verpuffen, ohne eine Wirkung zu hinterlassen. Und anscheinend hatte die grundlegend andere Nahrung, die Schwangere in den letzten Jahrzehnten zu sich nahmen und die auch heute noch ähnlich ist, eine buchstäblich gewichtige Auswirkung auf die Größe des heranwachsenden Babys. Die Molekularbiologen, die wir daraufhin befragten, bestätigten uns diese Vermutung und versicherten, das sei sogar von durchschlagender Kraft gewesen. Sie hätte zur Ausbildung größerer Organe, zu mehr Fett und stärkerem Wachstum geführt.

Anpassungsstrategien an die Umwelt

Schon einmal in unserer Menschheitsgeschichte gab es einen wichtigen neuen Schub: Vor ungefähr zwei Millionen Jahren geschah es, dass ein neuer, hochgewachsener Menschentyp in den Steppen Afrikas auftauchte – der heute ausgestorbene *Homo erectus,* mit vergrößertem Kopf, einer Gehirnmasse, die die Ein-Liter-Marke erreichte. Ein verändertes Energieangebot war dieser Entwicklung vorausgegangen, ein gewaltiger »Hunger« des Gehirns, der bedient werden konnte. (Heute wissen wir, dass 25 Prozent der Gesamtenergie, die wir in Form von Kalorien zu uns nehmen, von den grauen Zellen eines Erwachsenen verschlungen werden, beim ausreifenden Kind im Mutterleib und beim Neugeborenen sind es sogar bis zu 60 Prozent.) Der Grund dafür war, dass unsere Vorahnen nicht mehr allein auf roher Nahrung herumkauen mussten, sondern ihnen Gekochtes zur Verfügung stand – und damit auch mehr Energie. Hitze verwandelt langkettige Proteine und Kohlenhydrate in leichter Verdauliches, so enthalten gekochte Kartoffeln 80 Prozent mehr Kalorien als die rohe Variante. Dies ist ein eindrucksvolles Beispiel dafür, wie ein verändertes Nahrungsangebot schon einmal die menschliche Evolution nachhaltig beeinflusst hat.

Ob wir wiederum in einem langsamen evolutionären Prozess wie damals stehen, in dem der Mensch sich erneut zu einer veränderten Spezies entwickelt, sei fürs Erste dahingestellt. Entscheidend ist, dass es bei dem Kalorienangebot, das einer schwangeren Frau heute zur Verfügung steht, um etwas geht, das unser gesamtes Denken auf den Kopf stellt: Unser Erbgut ist in der Lage, mit der Umwelt – und die Nahrung ist ein Teil der Umwelt – zu kommunizieren, Signale auszutauschen und entsprechend darauf zu reagieren. Nur so ist zu erklären, warum die Babys in der Vergangenheit dicker und größer wurden – und zwar nicht als ein singulär auftretendes Phänomen, sondern als etwas, das sich in unseren Genen manifestiert hat und weitervererbt wird: Interessanterweise sind ab dem Geburtsjahrgang 1985 bis zum Ende des untersuchten Zeitraums im Jahr 2000 die Babys immer größer geworden, und zwar vor allem jene Babys, deren Mütter zwischen 25 und

29 Jahre alt waren, also in den Sechzigerjahren geboren sind. Eine Erklärung liegt möglicherweise darin, dass man sich in den Zeiten der Nachkriegserholung, als keiner mehr Hunger leiden musste, besonders reichhaltig ernährte.

Und es ist ein Phänomen, das man im Vergleich zur genetischen Evolution als eine schneller wirksame Anpassungsstrategie beschreiben kann. Sie trägt einer Reaktion auf die akuten Bedürfnisse der Umwelt rascher Rechnung als die mehr oder weniger zufällig sich ereignenden Mutationen, die mehr oder weniger zufällige dauerhafte Veränderungen unseres Erbguts bewirken. Mit anderen Worten: Die rein mechanistische Mutation ist nicht die einzige Triebfeder der Weiterentwicklung von Menschen, Tieren und Pflanzen. Weil biologische Veränderungen in kurzer Zeit aber entscheidend fürs Überleben sind, wurde dafür ein zweiter Code neben der ersten Anpassungsstrategie notwendig.

Wir sind nicht allein das Produkt unserer Gene

Dieser zweite Code wurde durch Molekularbiologen, Mediziner und Neurologen bestätigt. Sie haben festgestellt, dass nicht allein Gene unser Leben und damit auch unsere gesundheitliche Konstitution festlegen. Vielmehr können wir selbst mit dem, was wir tun oder essen, welche Hormone wir unserem Körper zuführen, unser Dasein steuern. Damit erübrigt sich auch die mit der Genforschung aufgeworfene Frage, ob wir in unserer Prägung als Mensch mehr von unserem Erbgut oder mehr von der Umwelt beeinflusst werden. Die Antwort ist: Es gibt keine Vorherrschaft, sondern es besteht eine wechselseitige Abhängigkeit – eine atemberaubende neue Erkenntnis.

Unser Erbgut ist ständig im Fluss

Spätestens seit der Entschlüsselung des menschlichen Erbguts hatte man angenommen, wir seien ein vollkommen genetisch geprägtes Individuum. Das heißt: Unser Körper ist die Summe aller seiner Zellen, jede Zelle trägt die komplette Erbinformation in sich – ein unveränderlicher Bauplan des Menschen. Daran gab es nichts zu rütteln. Doch mit diesem statischen Denken ist es vorbei: Unser Erbgut scheint vielmehr mit einem Mobile vergleichbar zu sein, an dessen Enden schwebende Module hängen, die mit den verschiedenen sozialen Welten kommunizieren können. Diese Module können an ihren Schnittstellen gleichsam Programme aufrufen – in diesem Fall sind es Zellen, die zwar von ihren Genen her alle gleich ausgestattet, jedoch unterschiedlich verpackt sind. Und diese Verpackung, die unterschiedliche Gestaltung der einzelnen Mobilemodule, wird allein von äußeren Gegebenheiten bestimmt. Sie ist die Ursache, warum es zu einem Austausch von innen (der menschliche Körper) und außen (die Umgebung in all ihren Facetten) kommt. Und diese Verpackung bestimmt jenen neu entdeckten zweiten Code, den ich als Verpackungscode bezeichne und der in diesem Buch zentral sein wird.

In der befruchteten Eizelle können die Gene aktiviert werden, die zur Entwicklung einer Gebärmutterzelle, zu einer Haar- oder Leberzelle führen – es können aber auch überhaupt keine Gene in Gang gesetzt werden. Es gibt kein Muss, keine Zwangsjacke mehr. Nicht einmal eineiige Zwillinge sollen demnach eine identische Kopie des genetischen Codes in sich tragen. Auch sie haben in ihrem Erbgut eine Variationsfrequenz, was die unterschiedlichen Neigungen, Begabungen und Verhaltensweisen erklärt. Das ist schon verstörend. Die Ursache liegt an der Verpackungsform unseres Erbguts (siehe Seite 17) – der Verhüllungskünstler Christo hätte seine Freude daran gehabt.

Matthew Hahn, ein amerikanischer Genetiker, verglich angesichts dieser Erkenntnisse unser Erbgut mit einer »Drehtür«: »Ständig kommen Gene, andere gehen.«[1] Alles ist demnach in einer bis vor Kurzem unvorstellbaren Bewegung. Teile unserer Gensequenzen springen von einer alteingesessenen Position heraus, um sich an einer anderen Stelle hineinzudrängen, manche Gene gehen verloren, andere wiederum vervielfachen sich. Fragt sich nur, ob es an der Tür eine Art Empfangschef gibt, der über Ein- und Austritt der Gene wacht, der darüber vielleicht sogar hinter verschlossener Tür mit anderen »Chefs« diskutiert.

Ein permanenter Austausch mit der Umwelt

Auf jeden Fall ist wohl davon auszugehen, dass in unserem Erbgut einiges los ist und vieles in Bewegung: Gene lösen sich aus einer Position, um sich an einem anderen Ort hineinzuzwängen, DNA-Abschnitte verschwinden gleichsam im »schwarzen Loch« der nicht in Eiweißstoffe umgesetzten Basen (siehe Seite 16). Da herrscht manchmal von außen betrachtet ein pures Chaos, ständig wird etwas an- oder abgeschaltet, als würde man sich zwischen Licht und Dunkelheit nicht entscheiden können oder bestimmte Botschaften nicht lesen.

Aber genau das bedeutet, dass unsere Evolution nicht nur, wie eben einst Charles Darwins Schüler propagierten und wir im Biologieunterricht lernten, durch jene zufällige Mutationen erfolgte, sondern auch durch ständige Kommunikation mit der Umwelt. Dies kann nicht oft genug wiederholt werden. Die Evolution ist also keineswegs in einem Ablauf von Jahrtausenden zu sehen, sondern – wie bei der Größe der Neugeborenen – auch als Entwicklung, die in wenigen Jahrzehnten vonstattengeht. Fast unvorstellbar, doch es scheint Realität zu sein: Wir Menschen sind als Gattung einer »Instant-Evolution« ausgesetzt.

»Generation Epigenom«

Wissenschaftler, die sich mit diesem Feld der Biologie beschäftigen, nennen sich »Epigenetiker«, der Forschungsbereich heißt »Epigenetik«. Die Erkenntnisse auf diesem Wissensgebiet sind in der Geschichte der Naturwissenschaften so sensationell wie einst im frühen 17. Jahrhundert die bahnbrechenden physikalischen Entdeckungen eines Galileo Galilei oder die revolutionären Gesetze der Planetenbewegung von Johannes Kepler. Übertragen auf das eigene Leben bedeutet es, dass wir uns selbst als »Generation Epigenom« sehen müssen. Wir sind damit nicht länger einem biologischen Schicksal ausgeliefert, sondern können es bewusst ändern. Das wiederum wirft neue Denkansätze auf, was das Verständnis vom Menschsein, von Natur und Gesellschaft betrifft. Neue ethische Überlegungen werden den Menschen beschäftigen, auch was die Stammzellforschung und das Klonen betrifft.

Je jünger unsere Zellen, desto flexibler

Und noch etwas Interessantes hat man herausgefunden: Offensichtlich gehört bei dieser Instant-Evolution die Schwangerschaft zu den Prägephasen im Leben eines Menschen. (Der Begriff der »Prägung« hat hier eine biochemische und molekularbiologische Dimension erhalten in dem Sinne, als hier ein Dialog zwischen der Umwelt und dem Erbgut stattfindet, der den Menschen neu determiniert.)

So hat man bei Experimenten an der Duke University in Durham, North Carolina, mit schwangeren Mäusen festgestellt, dass die Jungen nur dann vital und mit einem schönen braunen Fell zur Welt kamen, wenn die Muttertiere eine gesunde Nahrung erhielten. War diese nicht ausreichend vielfältig, gebaren sie – bei gleicher genetischer Ausstattung – Mäusekinder, die sich äußerlich von den gut ernährten Müttern eklatant unterschieden: mit einer hässlichen gelblichen Fellfarbe, eher dicklich und wesentlich anfälliger für Krankheiten als die Vergleichsgruppe. Das heißt: In den ersten Monaten eines Lebens, und das ist vom Tierversuch auf uns Menschen zu übertragen, werden viele Weichen für das künftige Leben gestellt. Die noch sehr jungen Zellen sind von Umweltaktionen weit beeinflussbarer als jene, die in die Jahre gekommen sind und sich nicht mehr so viel »sagen« lassen. In den ersten 267 Tagen des menschlichen Lebens zeigt sich, welche Schalter sich in den Genen betätigen lassen, welche einfach ausgeknipst werden und im Erbgut nicht mehr weitergegeben werden. Geht man von dieser Tatsache aus, so können sich werdende Mütter, aber auch Väter überlegen, wie sie zu einer guten Entwicklung ihres Kindes beitragen können – allein aufgrund ihrer Lebensweise.

Wie können wir das Schicksal unserer Kinder und Enkel beeinflussen?

Wenn Gene nicht allein den Menschen ausmachen, sondern diese je nach ihren Verpackungsrichtlinien, dem epigenetischen Code, auf Umweltbedingungen reagieren, und wenn diese genetische Offenheit des *Homo sapiens* insbesondere in drei Phasen seines Lebens wirksam sein soll – im embryonalen Stadium, in den Jahren nach der Geburt und in der Zeit der Geschlechtsreife eines Menschen, der Pubertät –, so stellen sich für mich als Mediziner und Frauenheilkundler unweigerlich folgende Fragen: Inwiefern werden Embryonen im Mutterleib nicht nur durch die Hardware Erbgut bestimmt, sondern auch durch das, was diese steuert, die Software? Kann sich der Stress einer Schwangeren, ihre Liebe, ja, ihr gesamter Lebensstil auf das Ungeborene auswirken? Was passiert, wenn sie Sport treibt oder nicht, raucht oder nicht raucht, sexuell aktiv ist oder nicht oder sich in klimatisch gemäßigten oder extremen Zonen aufhält? Welchen Einfluss haben auch schon die Väter auf das Ungeborene? Und wie haben auch schon die Erfahrungen unserer Großeltern uns geprägt?

Mit anderen Worten: Welche Botschaften und Signale sind so stark, dass sie die Chemie einer Zelle aus der Balance bringen und zugleich von unseren Großeltern an unsere Enkelkinder weitervererbt werden? Und sind wir selbst so mächtig, dass wir mitentscheiden können, ob wir eines Tages an Krebs, Diabetes, Alzheimer oder Parkinson erkranken werden, mit seelischen Leiden wie Depressionen, Magersucht oder Schizophrenie zu kämpfen haben? Bei diesem spannenden Wechselspiel von Körper und Seele, bei dem nichts stabil ist außer die Verwandlung und der Umbau selbst, wird auch der Prozess des Älterwerdens neu betrachtet werden müssen. In Zukunft werden also vor allem die Mediziner vor große Herausforderungen gestellt sein. Dabei spielt natürlich das Gehirn eine große Rolle, davon aber erst später.

Wie die Erbinformation gespeichert wird

Der epigenetische Code, das Verpackungsmuster, in dem die Umwelt ihre Spuren hinterlässt, ist weniger abstrakt als ein Gemälde des amerikanischen Expressionisten Jackson Pollock (1912 bis 1956), aber nicht minder einfach zu verstehen. Dennoch ist dieses Wissen not-wendig, um zu begreifen, was sich da in unserem Verständnis vom Menschsein verändert hat. Also, versuchen wir es. Ich verspreche, dass ich so einfach wie möglich bleibe. Aber wenn Sie die folgenden Passagen überblättern, erfahren Sie nicht, warum Sie flexibler sind, als Sie denken, und warum Sie manchmal wie ein Bernstein funktionieren.

Jede menschliche Köperzelle weist eine Erbsubstanz auf, die als Skulptur namens Doppelhelix bekannt wurde, 1953 entdeckt von dem amerikanischen Zoologen James Watson (geb. 1928) und dem britischen Physiker Francis Crick (1916 bis 2004), die das Modell aus Draht und Pappe am Cavendish-Laboratorium im englischen Cambridge zusammenbastelten. Erstmals wurde dadurch ein plastisches Bild unseres Erbguts möglich: eine Art Strickleiter aus einem doppelten Satz von je 23 DNA-Molekülen, den sogenannten Chromosomen. (Der doppelte Satz ist somit der von der Mutter wie vom Vater vererbte Chromosomensatz). Das schließt je ein Paar Geschlechtschromosomen mit ein, das beim männlichen Teil der Menschheit aus einem X- und einem Y-Chromosom und beim weiblichen aus zwei X-Chromosomen besteht.

Was sich mit der Genetik allein nicht erklären lässt

Diese DNA-Moleküle, auch Desoxyribonukleinsäure-Moleküle genannt, sind aufgebaut aus den Basen Adenin (A) und Thymin (T) sowie Guanin (G) und Cytosin (C). Diese vier Buchstaben sorgten und sorgen dafür, dass der Mensch seine Gene weitergeben konnte. Und diese Erbinformation in Form der vier Basen codiert die Bauanleitung für die Vielzahl von Eiweißstoffen (Proteinen), die für die Entwicklung eines Lebewesens und für ihren gesamten Stoffwechsel notwendig sind. Mehr aber wusste man in den Fünfziger- und Sechzigerjahren noch nicht. Erst fast fünfzig Jahre später konnten die US-Genforscher Francis Collins und Craig Venter aufgrund von neuen Labortechniken den menschlichen Gencode komplett entziffern, der sogar vom damaligen amerikanischen Präsidenten selbst, Bill Clinton, im Juni 2000 auf einer Pressekonferenz im Weißen Haus der Öffentlichkeit mitgeteilt wurde. Von drei Milliarden Buchstabenkombinationen dieses ersten Codes ging man nun aus – und wie sich gezeigt hat, auch diese können nicht als beständig angenommen werden.

Zu tun hat das etwas mit den Basen, aber eben nicht nur mit dem Inhalt dieser, der Hardware, sondern mit deren unterschiedlicher Verpackung. Die Basen in jeder Zelle bilden den an die zwei Meter langen Genfaden, an dem sie wie an einem Seil aufgereiht sind. Dabei ist dieser Faden mal mehr, mal weniger geknäult – je nachdem, wie groß der Sack ist, in dem sich das Seil einrollen muss. Vollkommen entfaltet und addiert könnten die Erbfäden sämtlicher Zellen übrigens eine Verbindung zwischen dem Mond und der Erde herstellen.

Verpackung – der zweite Code des Lebens

Für den epigenetischen Code ist genau diese klug verpackte Informationskette mit Seil, Sack und einem damit verbundenen Oberflächenmuster entscheidend, um die biologischen Fenster unseres Lebens (Schwangerschaft, erste Lebensjahre und Pubertät) modifizieren zu können. Wobei die ganze Sache noch etwas raffinierter wird, weil die Verpackungskette von drei dynamischen biochemischen Strukturen bestimmt wird, die die Drehtür in Bewegung setzen oder eben nicht, die das Faltungsmuster des Seils oder der Perlenkette ergeben.

- Da gibt es zum einen die Methylreste (etwa Methylphosphat), die die Fähigkeit besitzen, unmittelbar an die DNA anzudocken und die Gene schlichtweg auszuschalten.
- Aber auch die Proteine, um die sich die DNA wickelt, können – dies ist der zweite Mechanismus – durch spezielle Aktivitäten so manipuliert werden, dass die Buchstabenkombinationen der DNA auf einmal lesbar oder unlesbar werden.
- Zuletzt kann der epigenetische Code durch Moleküle, die der DNA ähnlich sind (RNA), beeinflusst werden, die schon entzifferten Gene einfach zu blockieren.[2] Diese Moleküle können also Teile des ersten Codes, des genetischen Codes, vollkommen ausschalten. Hätte man Tresore mit solchen ausgeklügelten Systemen ausgestattet, die Panzerknacker hätten sich wohl einen anderen Job suchen müssen.

Sind die Gene blockiert, können sie nicht weiter abgelesen werden. Das hat zur Folge, dass bestimmte Eiweißstoffe (auch als Proteine bezeichnet), die Grundbausteine einer jeden Zelle, nicht produziert werden können. Proteine transportieren Stoffe, lösen chemische Prozesse aus und können Signalstoffe erkennen – sie sind regelrechte Schwerstarbeiter und haben die vielfältigsten Funktionen im Körper.

Aber es geht nicht allein ums Aus- und Anschalten, um Ruheschlaf oder volle Kraft. Der Verpackungscode sorgt auch dafür, dass Gene ins Innere des Faltenknäuels aus dem DNA-Faden geschoben werden können oder an der Oberfläche lokalisiert werden. Damit entscheiden Methylreste auch über die Intensität einer Aktivität, ohne dass Gene verändert werden. Mit anderen Worten: Sie befinden darüber, ob mehr oder weniger gearbeitet wird, ob ein Gen zu den Faulenzern gehört oder zu den Strebern. Da jede Zelle die Erbinformationen für alle unsere Organe unseres Körpers in sich trägt, ist die Verpackung mithin der Befehlsgeber, der bestimmt, was an welchem Ort ausgeführt werden soll.

Die epigenetisch orientierungslose Phase

Fragt sich nun, wann dieses epigenetische Wunderwerk einsetzt. Vereinigen sich Samen- und Eizelle, stehen sich noch Stunden später mütterliches und väterliches Erbgut gegenüber, als wollten sie ihre Entscheidung abwarten, ob es richtig sei, gemeinsam die genetischen Grundlagen für einen neuen Menschen zu schaffen. Tatsächlich bleiben nicht wenige Eizellen in dieser Vorphase und verweigern das chromosomale Zusammengehen mit dem Sperma. Findet die »Syngamie«, die Verschmelzung der gegengeschlechtlichen Zellen, dann statt, wird die anschließende Arbeit unterschiedlich verteilt: Das väterliche Genom schläft zunächst weiter, abgelesen wird erst einmal nur das mütterliche Erbgut, wobei in kluger Voraussicht »Blaupausen« von wichtigen Genen in der Zelle verstreut deponiert werden. Die Gene des neuen Individuums benötigen offensichtlich Zeit, um mit der fremden Situation fertigzuwerden.

Wertvoller Müll

Wissenschaftler auf der ganzen Welt registrieren zunehmend, dass die Kenntnis des Genoms allein nicht hilft, um die Entwicklung der Arten zu erklären. Und immer mehr tauchen Zweifel auf, ob die Gene im Verlauf der Evolution tatsächlich die Regie geführt haben. Zahlreiche Indizien sprechen dafür, dass dies keineswegs der Fall ist. Es könnte sogar sein, dass sie ihren Herrschaftsanspruch nicht mehr bewahren können, möglicherweise haben sie sogar nicht einmal die bestimmende Rolle eingenommen. Der amerikanische Biologe Sean B. Carroll erklärte dazu in seinem Buch *Die Darwin-DNA*: »Unser Blick war viel zu sehr auf die Gene allein konzentriert.«

Scheinbar nutzlose Gen-Bausätze

Was war passiert? Viele Genforscher zerbrachen sich schon seit langem den Kopf, warum der Mensch eigentlich verhältnismäßig wenige Gene besitzt. Nur etwa zwei Prozent der drei Milliarden Bausteine der DNA sind Gene und stellen einen Bausatz für Eiweißstoffe dar. Und diese Gen-Bausätze schienen sich in den Millionen von Jahren der Evolution, in denen sich die verschiedenen Arten entwickelt haben, nur unwesentlich verändert zu haben – bis sich etwa der *Homo sapiens,* der heutige Mensch, herauskristallisierte.

Bei diesen nicht von der Hand zu weisenden Überlegungen kam man auf die Idee, dass die Gen-Sätze offensichtlich von weiteren Steuerungsmechanismen bestimmt werden, um sich an veränderte Umweltverhältnisse anzupassen. Aber wie konnte ein solches System, das eine flexible Anpassung ermöglicht, aussehen? Um diese Frage beantworten zu können, widmeten sich Forscher den Regionen der DNA, die man bislang eher nase-

(Fortsetzung)

rümpfend ignoriert hatte. Sie schienen keinen Wert zu haben, ähnlich belanglos wie ein Hamburger gegenüber einem Hummercocktail. Folglich nannte man diesen Bereich auch »Junk-« oder »Müll-DNA«. Was keine Informationen zu übertragen schien, sei so überflüssig wie ein Kropf, so nahm man zunächst an. Doch weit gefehlt! Die nichtcodierten Regionen der DNA machen den größten Teil des Erbguts aus – das hätte an sich schon zu denken geben müssen, denn so viel Müll wird ein Organismus wie der menschliche Körper mit seinen vielen komplizierten und ineinandergreifenden Systemen im Rahmen eines Masterplans über Millionen von Jahren kaum dulden.

Müll-DNA als epigenetische Schalter

Und so hat sich auch herausgestellt, dass die Junk-DNA keineswegs bedeutungslos und ein überflüssiges Wegwerfprodukt ist. Denn als man sie nun genauer untersuchte, wurde deutlich, dass diese Restposten nahezu vollständig in sich ständig wiederholende »RNA-Moleküle« (iRNA) übersetzt werden. RNA-Moleküle sind Kopien von Abschnitten des Erbfadens DNA, die üblicherweise als Zwischenschritt in der Bauanleitung für Eiweißstoffe hergestellt werden.

Als die Forscher die RNA-Moleküle der Junk-DNA näher betrachteten, stellte sich heraus, dass sie gar keine Information für einen Eiweißstoff in sich trugen. Was also war ihre Funktion? Offensichtlich sind sie ebenso für den epigenetischen Verpackungsmodus entscheidend: Indem sie auf dem langen Erbfaden auftauchen, verhindern sie – wie man heute weiß –, dass manche Gene abgelesen werden, sie wirken also ebenfalls wie ein Schalter. Insofern sind sie keineswegs nutzlos, sondern haben im Gegenteil eine wichtige Steuerungsfunktion im Körper.

Allerdings trügt die scheinbare Ruhe ein wenig, denn sobald die »genetische Hochzeit« dann endlich vollbracht und das neue Genom konstituiert ist, beginnt die epigenetische Revolution – und zwar erst einmal, indem den väterlichen wie den mütterlichen Genen die Verpackungsrichtlinien mit ihren biochemischen Verfahrensmöglichkeiten glattweg genommen werden. Das väterliche Genom ist schon vor der ersten Zellteilung epigenetisch orientierungslos, das mütterliche nach ersten Zellteilungen. Verantwortlich dafür ist wiederum ein Vorgang, der gleichsam die drei epigenetischen »Magnete«, die den Genfaden verpacken, rundheraus außer Kraft setzt.

Wann das Verpacken beginnt

Die weitere Entwicklung des Frühembryos bleibt dann bis zum fünften Tag nach der Befruchtung (dem sogenannten Blastozystenstadium) ohne epigenetische Ausrichtung. In diesem Stadium beginnt die Spezifizierung der Zellen, die Stammzellen entstehen, und die Anlagen für Mutterkuchen (Plazenta) und Kind beginnen sich abzuzeichnen. Zugleich werden Methylgruppen (siehe Seite 17) an die Lebensfäden gehängt, sodass eine neue epigenetische Ordnung eintritt.

In dieser Phase der Embryonalentwicklung ist jetzt Folsäure essenziell – denn aus ihr nimmt die Mutter jene Methylgruppen, die der Embryo für die neue epigenetische Orientierung benötigt. Fehlt sie, sind schwere Missbildungen die Folge (siehe Seite 116). Letztlich bedeutet das: In diesen Entwicklungsmomenten stehen dem werdenden Menschen Spielräume offen, trotz der – ebenfalls – vererbten Disposition. Er kann neue kreieren, um sich spezifischen Gegebenheiten anzupassen. Die Informationen dafür werden nach derzeitigem Wissensstand von der Plazenta, von mütterlichen Neurotransmittern (Botenstoffen, die für die Übertragung einer elektrischen Erregung von einer Nervenzelle zur anderen sorgen) und von der sich entwickelnden Hirnanhangsdrüse des Embryos selbst vermittelt. Diese biologische Einheit tastet offensichtlich das Umfeld, die Umgebung ab, moduliert die Genverpackung und entscheidet so auch über die Genaktivität.

Der Kampf der Geschlechter in den Genen

Dieses Dreiergestirn, das für Anpassung und Evolution wichtiger ist als bisher vermutet, hat ein Mitbestimmungsrecht darüber, welches der einzelnen Gene – das mütterliche oder das väterliche – aktiv bleiben soll. Man kann es auch als »Streit« oder als »Kampf der Geschlechter in den Genen« bezeichnen, wenn es darum geht, ob die mütterliche oder väterliche Version eines Gens im neuen Menschen in der aktiven Verpackungsform weitervererbt werden soll. Doch in einigen biologischen Situationen ist es durchaus sinnvoll, wenn nur das Gen eines Elternteils seine Arbeit verrichtet, weil die Aktivierung des anderen Schaden anrichten könnte. Beispiel Schwangerschaft: Kinder kosten werdende Mütter viel Kraft. Sind die Babys bereits in der Gebärmutter so groß, dass sie viele Ressourcen verlangen – Schwangerschaft und Stillzeit benötigen durchschnittlich 140.000 zusätzliche Kilokalorien –, kann es den mütterlichen Organismus überfordern. Das Gen IGF-2 (*insulin like growth factor 2,* insulinähnlicher Wachstumsfaktor) produziert ein Protein, das das Größenwachstum des Kindes beschleunigt – ein väterliches »Interesse«, um große, gesunde und für den Lebenskampf taugliche Nachkommen in die Welt zu setzen. Ein schnelles Babywachstum kann für die Mutter aber gefährlich werden, vor allem in Zeiten mangelnder Nahrung. Deshalb verpackt der mütterliche Organismus die männliche Genvariante so, dass es schon im Frühembryo inaktiv bleibt und unkontrolliertes Wachstum verhindert.

Dass dennoch die Babys immer größer werden, wie wir es an unserer Klinik feststellten, hat vermutlich damit zu tun, dass diese Mechanismen um die Ruhigstellung des IFG-2-Gens im Wettstreit liegen mit den Substanzen, die wir mit der Nahrung aufnehmen. Es ist anzunehmen, dass die in den Industrieländern übliche Ernährung über die Generationen hinweg einen epigenetischen Effekt erzielt hat, der als Sieger aus dieser Konkurrenzsituation hervorgegangen ist.

Doch ohne diese Einmischung seitens unserer Nahrungsmittel liegt bei dem älteren »Kampf der Geschlechter in den Genen« ein genialer Ausgleich vor, der von Wissenschaftlern »Imprinting« genannt wird. Das ist ein Vorgang, der die epigenetische Ruhigstellung des jeweils anderen (väterlichen oder mütterlichen) Gens notwendig macht. Und genau dies erledigen die Methylreste, die Bestandteile des epigenetischen Codes, die an die ruhig zu stellenden Gene einfach angehängt werden wie ein Schloss vor die Tür.

Ein bekanntes Beispiel ist das der Geschlechtschromosomen von Mädchen. Üblicherweise wird das zweite X-Chromosom zumindest teilweise stummgeschaltet. Denn wären bei den Mädchen beide X-Chromosomen in gleichem Maße angeschaltet, würden im Körper viele Genprodukte in doppeltem Maße hergestellt, also anders als es bei den Jungs der Fall ist, die ja nur über ein X-Chromosom verfügen. Der epigenetische Verpackungscode sorgt hier dafür, dass sich die Konzentration von Genprodukten im männlichen und weiblichen Körper die Waagschale halten. Ist dies nicht der Fall, treten angesichts dieser Störungen Erbkrankheiten wie zum Beispiel das Beckwith-Wiedemann-Syndrom auf (ein Großwuchssyndrom, das mit Fehlbildungen von Organen und Tumoren verbunden ist).

Bei manchen Genen bringt die Eingleisigkeit anscheinend einen so großen Vorteil mit sich, dass sie glattjustiert wird– und aufgrund dieser beherzten Modulation in den frühesten Entwicklungsphasen eines Menschen findet eine Verformung der Genverpackung statt – und zwar zum ersten Mal. Man vermutet, dass bei bis zu zehn Prozent aller Erbanlagen entweder nur die mütterliche oder die väterliche Erbvariante im Einsatz ist; es sind vorrangig jene Gene, die im Verlauf der Menschwerdung der beschleunigten Evolution unterliegen und die im zentralen Nervensystem wichtige Funktionen übernehmen.

Die Kraft der elektrischen Ladungen

Man kann davon ausgehen, dass der Mensch zwar ein Produkt genetischer Abläufe ist. Diese sind aber mit vielen Freiheitsgraden ausgestattet, sind mithin offen für die Umwelt. Keineswegs ist also alles vorherbestimmt – was seine guten, aber auch seine schlechten Seiten haben kann. Dazu trägt bei, dass der epigenetische Code noch mehr auf Lager hat. Geradezu hintergründig werden nicht nur biochemische Reaktionen ausgenutzt, hinter ihm verbergen sich ebenso elektrostatische Kräfte. Jeder kennt das Phänomen: Reibt man einen Bernstein an einem Pullover, wird der Stein so aufgeladen, dass er durch sein neues Ladungsfeld kleine Papierschnitzel wie ein Magnet anzieht, die er im Normalzustand links liegen lassen würde.

Wird nun ein Methylrest an eine Stelle des DNA-Fadens gehängt, ändert sich an dieser Stelle ebenfalls die elektrische Ladung, und zwar von negativ nach positiv. Mit dem Effekt, dass sich der geknäuelte Erbgutfaden und die Proteine, um die sich der DNA-Faden spult, abzustoßen beginnen. Dadurch werden der DNA-Faden und damit auch die Gene entfaltet, und durch diese neue Verpackungsform können sie auch neu gelesen werden – gleich einer neuen Textinterpretation.

Und weil der epigenetische Code freiheitlicher ist als eine demokratische Verfassung, kann man diesen Vorgang auch wieder rückgängig machen: Entfernt man nämlich den Methylrest, kehrt der alte Ladungszustand wieder zurück.

Perfekte Gene sind kein Garant für perfektes Leben

Der Wechsel von Genarbeit und Genruhe folgt also weder biblischen Vorgaben oder einem ärztlichen Gebot, sondern hängt von permanent sich ändernden elektrischen Ladungen ab. Dies zeigt einmal mehr, dass der Mensch keine Maschine ist, in der sich durch zufällig funktionierende oder nicht funktionierende Schrauben allein Überlebensvorteile entstehen, die die Evolution vorantreiben.

Die Formulierung der Neodarwinisten vom »Überleben der Fittesten« *(»survival of the fittest«)*, die durch zufällige Mutationen eben einen Vorteil gegenüber ihren Artgenossen erhielten, auf dem lange unser Evolutionsmodell basierte, wird nach heutiger Erkenntnis als zu einseitig erachtet. Lebendige Organismen haben die vielfältigsten Möglichkeiten, sich gezielt anzupassen und sich prägen zu lassen.

Dies allerdings erhöht die Verantwortung, die wir für unsere Umwelt tragen, weil diese auf uns zurückwirkt und möglicherweise in Ausnahmesituationen auch zurückschlägt. Der Mensch ist keine autarke Konstruktion, die sich nur auf seine guten Gene zu verlassen braucht. Da diese in ständiger Korrespondenz mit der Umwelt stehen, ein miteinander kooperierendes starkes Team bilden, können selbst die mutmaßlich perfektesten Ausgangsgene keine Garantie für außergewöhnliche Schönheit, größte Intelligenz oder ein langes Leben sein.

Der Dialog zwischen Genom, Epigenom und Umwelt

Dass Evolution gerichtet abläuft, also ein »Gespräch« zwischen Genom, Epigenom und Umwelt stattfindet, zu dieser Spekulation gelangte man durch Beobachtung eines ungewöhnlichen Typs einer Genmutation bei *Escherichia-coli*-Bakterien, die im menschlichen und tierischen Darm vorkommen. Normalerweise sind diese stäbchenförmigen Mikroorganismen in der Lage, Laktose (Milchzucker) abzubauen. Nun gab es einen *E.-coli*-Stamm, der dazu nicht fähig war, ihm fehlte das entsprechende Enzym. Die Forscher nahmen nun an, dass dieser Stamm, lac^- genannt, absterben würde, wenn man ihn einzig mit Laktose versorgte. Vielleicht würden sich einige wenige Bakterien in den Typ lac^+ verwandeln, der von Milchzucker leben und daher wachsen und sich vermehren kann, aber eben nur einige. Die Realität war eine andere: Deutlich mehr Mikroorganismen des Typs lac^- mutierten zu lac^+, als man je vermutet hätte, obwohl sie nicht einmal »wussten«, dass ihnen auch nach der Mutation noch Laktose zur Verfügung stehen würde. Damals sprach man von einem »Spuk«, hielt das irgendwie für »Magie«.[3] Wären die Nachweise nicht so exakt gewesen, hätte man sicher auch von einer Fälschung oder einem Skandal in der Wissenschaft gesprochen. Heute weiß man, dass bestimmte chemische Prozesse bei diesem »Geistergeschehen« stattfanden, sodass die Mutationen nicht nur zufällig nach dem Würfelprinzip erfolgten, sondern gleichsam gerichtet in einem epigenetischen Dialog.

Ähnlich hat sich gezeigt, dass auch Pflanzen auf ihre Umwelt reagieren und ihre Mutationsgeschwindigkeiten intensivieren, wenn sie Stresssituationen ausgesetzt sind, etwa Infektionen oder UV-Licht.

Dieser Adaptionsmechanismus wurde dann, wie man beobachten konnte, im Erbgut weitergegeben. Pflanzen, die zum Beispiel nach dem Unfall von Tschernobyl in der Nähe des Reaktors aufwuchsen, wiesen als Reaktion auf die Belastung eine höhere Rate an Mutationen auf. Dabei wurde ein Teil der DNA innerhalb des Genoms durch ein anderes Fragment mit ähnlicher Sequenz ersetzt – offensichtlich mit dem Ziel, den veränderten Umweltbedingungen im buchstäblichen Sinne besser gewachsen zu sein. Auch dies war eine »gerichtete Mutation«, ein Abtasten der Umgebung im Interesse des Überlebens. Man könnte auch davon sprechen, dass Umweltdesigner am Werk waren, die zwischen Lebewesen und Außenwelt in einem Turboverfahren gestalterische Prinzipien anwenden, um bestmögliche Entfaltungsmöglichkeiten zu garantieren.

Wie die Anpassung an die Umwelt uns verändert

Ein weiteres Beispiel betrifft den *Homo sapiens:* Ein amerikanisches Forscherteam untersuchte näher ein geradezu augenfällig gewordenes reproduktionsmedizinisches Phänomen, nämlich die Abnahme der Spermienqualität. Als Grund wurden stets die Umweltbelastungen der letzten Jahrzehnte angegeben, insbesondere die sogenannten Xenosteroide. Das sind chemische Verbindungen, die den körpereigenen Geschlechtshormonen so ähnlich sind, dass sie ebenfalls *ad hoc* die Spermienbildung schädigen können. Die Ergebnisse der Untersuchung brachten aber zutage – und das war in der wissenschaftlichen Welt eine überraschende Erkenntnis –, dass diese veränderte Eigenschaft auch im Genom verankert und damit an spätere Generationen weitergegeben wird. Nichts wird blind vererbt, alles absichtlich designed. Letztlich verändern wir uns als Reaktion auf unsere Umwelt.

Was aber bedeutet das für die veränderten Geburtsmaße und das immer größere Gewicht, das man an Neugeborenen in den letzten Jahrzehnten feststellen konnte? In welche Richtung wird sich der Mensch verändern? Fragen wie diese möchte ich versuchen, im weiteren Verlauf des Buches zu beantworten.

Lebenslang Verantwortung

Durch die Epigenetik – die Brücke zwischen Umwelt und Genetik – ist alles komplizierter geworden, als wir je dachten. Aber immerhin haben wir es zum Teil selbst in der Hand, wie gesund unsere Kinder und möglicherweise auch unsere Enkel sind. Dabei gibt es drei epigenetische Großereignisse, in denen der Mensch besonders offen ist für Veränderungen, die durch Umwelteinwirkungen zustande kommen: in der Schwangerschaft, in den drei Jahren nach der Geburt und während der Pubertät. Doch auch außerhalb dieser Phasen können Ereignisse auf uns einwirken, besonders wenn wir dauerhaft Stress ausgesetzt sind. Wichtig ist es deshalb, lebenslang auf Entspannung und einen gesunden Lebensstil zu achten. Ein weiterer epigenetischer Hebel ist das Alter, weil mit ihm Zellen brüchig werden, es dadurch leichter zu Krebserkrankungen kommen kann.

• Interview

Das Gedächtnis unserer Zellen

Nicht nur unser Erbgut macht uns zu dem, was wir Menschen sind, sondern auch Umwelt und Lebensstil prägen uns vom ersten Tag im Mutterleib. Doch woher kommt es, dass äußere Faktoren wie Ernährung oder Stress so nachhaltige Folgen haben? Prof. Dr. Thomas Jenuwein, Direktor des Freiburger Max-Planck-Instituts für Immunbiologie, ist einer der international führenden Wissenschaftler auf dem Gebiet der Epigenetik. Er beschäftigt sich damit, wie das Gedächtnis unserer Zellen funktioniert und wie dauerhaft solche Veränderungen des Erbguts sind.

Lange galt es als ein Dogma der Biologie: Unsere Gene schreiben fest, wie wir sind, was für Fähigkeiten wir haben und welche Krankheitsrisiken wir tragen. Heute weiß man: Diese Ansicht ist zu einfach. Müssen wir das derzeitige biologische »Weltbild« überdenken?

Nach wie vor liefert die Genetik die eindrucksvollsten Voraussetzungen, um zu verstehen, wie Entwicklung abläuft. Das ist gar nicht so einfach bei einem so komplexen Organismus wie dem Menschen, der allein 250 verschiedene Zelltypen besitzt. Allerdings müssen wir aufgrund neuerer Erkenntnisse jetzt auch eingestehen, dass es nicht ausreicht, nur die reine DNA-Sequenz zu kennen, also in welcher Reihenfolge die Basen, die Hauptbausteine der Erbinformation, angeordnet sind. Die Entschlüsselung des menschlichen Genoms im Jahr 2000, was ja eine herausragende Entdeckung war, genügt bei Weitem nicht, um Entwicklung überhaupt zu verstehen, oder auch, wie sich unterschiedliche Krankheitsbilder ausprägen können. Wir sind wirklich mehr als die Summe unserer Gene.

Wie erklärt man sich das heute?

Ich will nur ein Beispiel nennen: Nur über die DNA-Sequenz ist es nicht möglich, zu bestimmen, was für einen Zelltyp man vor sich hat, wenn man die DNA aus unterschiedlichen menschlichen Zellen isoliert, zum Beispiel aus Blut-, einer Nerven- oder auch aus einer Stammzelle. Die DNA-Sequenz ist in diesen Zellen nämlich identisch. Es muss also einen zusätzlichen Informationsmechanismus geben. Und darüber gibt es jetzt neuere Erkenntnisse aus dem noch relativ jungen Forschungsgebiet der Epigenetik. Sie beschäftigt sich mit diesem Informationsmechanismus, genauer mit dem »Chromatin«. Chromatin ist die Verbindung aus der DNA-Sequenz und Proteinkugeln, um die sich die DNA-Sequenz wickelt. Chromatin ist der natürliche Bauplan, der skizziert, wie die genetische Information in Zellen vorliegt. Und Chromatin ist auch der große Verstärker der genetischen Information. Denn über kleine chemische Veränderungen in diesen Kugeln oder auch an der DNA-Sequenz (etwa Methylierung) wird sich das Faltungsverhalten des Chromatins verändern. Und damit hat es eine wichtige Funktion für die Regulation der Genaktivität, also dafür, dass Gene an- und ausgeschaltet werden.

Wofür ist es denn überhaupt wichtig, dass bestimmte Gene an- oder ausgeschaltet werden?

Man weiß zum Beispiel, dass auf dem menschlichen DNA-Faden 25.000 Gene liegen, die die unterschiedlichsten Merkmale und Eigenschaften unseres Körpers festlegen. Diese sind jedoch nicht alle gleichzeitig aktiv, da das ja eine chaotische Information ergäbe. Man braucht im Schnitt nur 8000 bis 9000 Gene dafür, dass eine Zelle lebensfähig ist und sich teilen kann. Die restlichen 16.000 bis 17.000 machen die spezifische Funktion einer Zelle aus. Damit aus einer neutralen Zelle (Stammzelle) eine Muskelzelle wird, müssten zusätzlich zum Grundumsatz zum Beispiel die Gennummern 12.000 bis 15.000 aktiviert werden. Neben dieser Zelltypisierung muss es auch Mechanismen geben, die bestimmen, zu welchem Zeitpunkt und auch in welchem Ausmaß bestimmte Gene aktiviert oder stillgelegt werden. Denn nur dann ist überhaupt Entwicklung von der befruchteten Eizelle bis zum erwachsenen Menschen möglich. Und diese Genaktivität wird in starkem Maße stabilisiert durch Veränderungen des Chromatins.

Offensichtlich gibt es also eine Art Kontrollinstanz, die entscheidet, wie unsere Gene an- oder ausgeschaltet werden. Wie kann man sich das vorstellen?

Wenn man weiß, dass der DNA-Faden mit seinen über 25.000 Genen ungefähr zwei Meter lang ist, kann man sich vorstellen, dass dies nicht in einen winzigen Zellkern von weniger als 10 Mikrometern passt. Der DNA-Faden muss also verpackt werden. Das weiß man auch schon sehr lange. Was man erst seit Kurzem zu verstehen beginnt, ist, je nachdem, wie dicht das Chromatin gepackt ist, kann die Genaktivität reguliert werden. Und das passiert eben nicht aus dem Nichts heraus, sondern der Verpackungsgrad reagiert auf Einflüsse aus der Umwelt. Der Bauplan Chromatin ist dynamisch, er kann sich dicht oder weniger dicht verpacken – je nachdem, ob die Zelle in einem normalen Umfeld aufwächst, ob sie alle Nahrungsstoffe zugeführt bekommt, ob sie Stresssignalen ausgesetzt ist, ob es eine junge, alte, gesunde oder kranke Zelle ist. Das ist das große Geheimnis der Epigenetik.

Inwiefern kann man sagen, dass unsere Zellen ein Gedächtnis haben? Dass sie die Information, die sie bekommen, speichern?

Wenn eine Zelle ein Signal erhält, etwa die Nahrungszufuhr nicht ganz normal ist und einige Aminosäuren fehlen, dann kommt es zu Veränderungen des Chromatins, die über mehrere Zellteilungen weitergegeben werden. Das heißt, die Zelle speichert einen Zustand, der nicht mehr der Normalzustand ist, und kann ihn weitergeben. Ich will allerdings gleichzeitig anmerken, dass eine einmal in Gang gesetzte Änderung nicht für alle folgenden Generationen so stabil weitergegeben wird. Vielmehr geht es um einen bestimmten Zeitraum, danach wird es wieder zu einer Zurückführung zum Grundzustand kommen.

Aber beim Menschen gibt es doch einige Studien, die den Schluss zulassen, dass eine Anpassung an die Umwelt auch an die Kinder oder sogar Enkel weitergegeben wird?

Natürlich gibt es Beispiele, auch bei Menschen, die nahelegen, dass dieser neue Zustand auch über die Keimbahn weitergegeben werden kann. Epidemiologische Studien über Mütter, die eine Hungersnot erlebt haben, belegen das. Darüber ist ja viel geschrieben worden (siehe auch Seite 71). Allerdings muss ich hinzufügen, dass man diese Anpassung an die Umwelt nur für ein oder zwei Generationen beobachtet hat. Eine stabile Veränderung der Erbinformation würde auch dem Wesen der Epigenetik widersprechen. Epigenetik bedeutet dynamische Änderungen im Sinne einer Anpassung über einen begrenzten Zeitraum. Das erhöht, wenn man jetzt evolutionär denkt, natürlich die Fähigkeit einer Population, auf veränderte Umweltbedingungen zu reagieren. Das kann eine stabile DNA in wesentlich geringerem Umfang.

Professor Huber hat in seiner Klinik beobachtet, dass in den letzten vierzig Jahren immer größere Kinder geboren wurden: Länge, Schulterumfang und Gewicht nahmen kontinuierlich zu. Er erklärt sich dies auch durch epigenetische Vorgänge. Wie sehen Sie das?

Die epigenetischen Mechanismen, also die Anpassung an unsere Umwelt, ist eng mit der Nahrungszufuhr verbunden. Vitamine oder andere Stoffwechselprodukte, die entweder normal verfügbar sind oder die nicht mehr angeboten werden oder die umgesetzt werden im Stoffwechsel zu giftigen Nebenprodukten, verändern das chemische Muster der epigenetischen Markierungen am Chromatin. Damit beeinflussen sie die Genaktivität. Und gerade in Bezug auf Wachstum – sei es Größe oder Embryonalentwicklung – hat natürlich das Ausmaß einer Genaktivität im Embryonalzustand wichtige Auswirkungen darauf, wie groß der Mensch wird oder wie schnell er sich entwickelt. Und wichtig ist hier vor allem auch, wie lange ein bestimmtes Gen aktiv ist.

Wir können, stärker als bislang vermutet, selbst beeinflussen, was wir unseren nachfolgenden Generationen an Krankheit, Gesundheit und Eigenschaften vermachen. Inwiefern kommt hier eine neue Form der Verantwortung auf uns zu?

Wir sind stärker in unserer Verantwortung, aber auch stärker in unserer Freiheit. Es liegt wirklich an uns, wie wir uns ernähren, welchen Stress- und Risikofaktoren wir ausgesetzt sind. Das steht außer Frage. Und es gibt ja hier wiederum sehr gute Studien im Tiermodell, die das zeigen. Das kann man zum Beispiel eindrucksvoll an genetisch markierten Fliegenstämmen sehen, in denen sich die Augenfarbe je nach Genaktivität ändert: Zieht man nämlich 20 Fliegen in einem Reagenzglas auf, in dem sie genügend Raum haben, sich zu bewegen, haben die Fliegen weiße Augen. Zieht man hingegen 200 Fliegen mit der exakt gleichen Erbinformation in diesem Reagenzglas auf, sind sie größerem Stress ausgesetzt: Sie haben zehnmal weniger Platz. Dieses Stresssignal verändert sofort die Genaktivität der Fliegen, und sie bekommen rote Augen. Diese Veränderungen der Genaktivität in Körperzellen sind nicht vererbbar. Andere Beispiele an Fliegenlarven zeigen jedoch eine Weitergabe adaptiver Veränderungen über mehrere Generationen.

Welche weiteren Faktoren sind es, die über den Verpackungscode, das epigenetische Muster, entscheiden?

Es sind alle physiologischen Signale, wie Stress, Veränderungen in der Nahrungszufuhr oder hormonelle Einflüsse. Wie stark die Hormone die Entwicklung beeinflussen, sieht man zum Beispiel an der Wirkung des Gelée Royale bei den Bienen. Es ist ja phänomenal, wie durch die Fütterung mit diesem Königinnensaft aus einer Larve eine Bienenkönigin wird, während aus nur mit Pollen und Nektar gefütterten Larven, die ja alle untereinander genetisch identisch sind, einfache Arbeiterinnen werden. Auch andere Signale wirken sich auf die Verpackung des DNA-Fadens aus: eine erhöhte Temperatur, aber auch ein Kälteschock oder giftige Substanzen, wie Schwermetalle. Vor allem auch Infektionskrankheiten spielen hier eine Rolle. Aktuelle Studien besagen, dass sich zum Beispiel durch Bakterien oder Viren das gesamte Chromatinbild ändern kann. Das heißt, das Virus oder das Bakterium untergräbt die normale epigenetische Kontrolle, was zu dramatischen Veränderungen führt.

Inwiefern wird der neue Forschungszweig der Epigenetik unser aller Leben und vielleicht auch das unserer Kinder verändern?

Es ist wirklich eine neue Ära in der Biologie, die es erlaubt, in die Evolution der Gene einzugreifen, und die es auch möglich macht, die Identität einer Zelle nicht nur zu verstehen, sondern auch zu regulieren. Gerade das große Gebiet der Reprogrammierung ist faszinierend: Heute kann man aus bereits differenzierten Zellen, die schon eine feste Funktion haben (wie zum Beispiel eine Leberzelle), Zellen – sogenannte Stammzellen – gewinnen. Diese Stammzellen lassen sich noch in jeden denkbaren Zelltyp umwandeln, um Organe erneuern oder zumindest sehr unterstützend bei der Organerneuerung eingreifen zu können. Dies ist ein großer Schritt in der Forschung.
Für die Medizin sind diese neuen Erkenntnisse der Epigenetik entscheidend, um auch komplexe Krankheiten, wie beispielsweise neurodegenerative Erkrankungen, Autismus oder Schizophrenie, zu verstehen. Inzwischen werden sogar schon epigenetische Medikamente entwickelt, die sich mittlerweile als so erfolgreich herausgestellt haben, dass sie zum Beispiel bei Lungenkrebs bereits in der klinischen Realität eingesetzt werden.

Erziehungsfehler werden epigenetisch fixiert

Es grenzt an eine kleine Revolution: So neu die Wissenschaft der Epigenetik auch ist, so weiß man, dass sie unser gesamtes Leben umfasst. Und was besonders sensationell ist: Die Umverpackungen an den Genen können insbesondere durch Erfahrungen, die wir machen, ausgelöst werden. Das können bestimmte Stresserlebnisse sein, spezifische Situationen, in denen der Mensch als Embryo, Kleinkind und Pubertierender aufwächst und in denen er Zuneigung von seinen Eltern und anderen Bezugspersonen erfährt oder aber schon früh mit Gewalt konfrontiert wird. Diese individuellen Aspekte in jenen drei großen Prägephasen – wobei umverpackende Prozesse auch außerhalb dieser geschehen können – sind in der Epigenetik zentral und verknüpfen die biologischen Grundlagen des Menschen mit der Umwelt.

Die Umwelt-Gen-Interaktion umfasst aber nicht nur das persönliche Umfeld. Kollektiv können Menschen durch gemeinsame traumatische Erlebnisse wie Kriege, Attentate oder bestimmte Ernährungsgewohnheiten geprägt werden. Auch Einflüsse, die unsere moderne Zivilisation mit sich bringen – etwa Pestizide oder andere Schadstoffe industrieller Produktion, aber auch die Verfahren der Reproduktionsmedizin – beeinflussen die Ausgestaltung unserer Gene.

Gute und schlechte Erfahrungen

Als »Majorin« musste man sie ansprechen: Mary Ainsworth war 1942 in die kanadische Armee eingetreten und hatte sich, forsch und neugierig wie sie war, hochgedient. Als sie anscheinend genügend »Feldforschung« betrieben hatte, kehrte sie zurück an die Universität von Toronto und lehrte das Fach, das sie schon zuvor unterrichtet hatte: Psychologie. Anfang der Fünfzigerjahre zog sie mit ihrem Mann nach London, wo sie in der Forschungstruppe von John Bowlby mitarbeitete. Der britische Kinderpsychiater hatte die Bindungstheorie begründet, nachdem er nach dem Zweiten Weltkrieg Kinder in Heimen beobachtet hatte, die ihre Eltern durch Bombenangriffe oder andere Kriegswirren verloren hatten und unter massiven Persönlichkeitsstörungen litten. Zur Erklärung dieser zog er aber nicht Sigmund Freud heran, sondern kam zu der Einsicht, dass es ein biologisch angelegtes System gibt, das für die Entwicklung einer starken emotionalen Beziehung zwischen Mutter und Kind verantwortlich ist. Wird diese durch eine Trennung unterbrochen, ist das Kind laut Bowlby nicht mehr in der Lage, Konflikte zu lösen: »Die Fähigkeit des Menschen, Sprache und andere Symbole zu gebrauchen, sein Vermögen, Pläne und Modelle zu entwickeln, eine lang andauernde Zusammenarbeit und endlose Konflikte mit anderen einzugehen, dies macht den Menschen zu dem, was er ist. All diese Prozesse haben ihren Ursprung in den ersten drei Lebensjahren, und alle sind zudem von den ersten Lebenstagen an Teil der Organisation des Bindungsverhaltens.«[1]

Das Modell der »Fremden Situation«

Ainsworth bewunderte den Theoretiker, aber sie, die Praktikerin, wollte Bowlbys Erkenntnisse empirisch begründen und entwickelte das Modell der »Fremden Situation«, noch heute ein praktiziertes Verfahren, um die Bindungsqualität von Menschen zu erfassen. Dabei wurden von ihr ein- bis zweijährige Kinder in einer Art Wartezimmersituation beobachtet: Die jeweilige Mutter spielt mit ihrem Kind, verlässt danach für drei Minuten den Raum, schließlich kehrt sie wieder. Zwischendurch betritt noch eine fremde Person den Raum. Entscheidend ist dann, wie das Kind reagiert, wenn die endgültige Trennung von Mutter und Kind nach ungefähr zwanzig Minuten beendet ist. Drei Bindungstypen hatte die Psychologin durch die »Fremde Situation« entdeckt, ein viertes Bindungsverhalten kam später noch hinzu: Kinder mit einer sicheren Bindung, Typ eins, zeigen im ersten Moment ihren Kummer, weinen, wenden sich aber kurz danach wieder ihren Bauklötzen oder Puppen zu und spielen zufrieden weiter. Bei Typ zwei, den unsicher-vermeidenden Kindern, treten kaum Emotionen auf. Fast scheint es, als wäre es ihnen egal, ob die Mutter da ist. Der dritte Bindungstyp wurde als unsicher-ambivalent charakterisiert: Das Kind sucht den Kontakt zur Mutter, schreit aber zugleich heftig und reagiert wütend, wenn sie in seiner Nähe ist. Die unsicher-desorganisierte Bindung (Typ vier) ist jene, die erst in späteren Studien analysiert wurde: Dabei rennt das Kind zum Beispiel bei der Wiederkehr der Mutter auf diese zu, erstarrt aber mitten im Tun, blickt ins Leere. Dieses Verhalten zeigt sich, wenn die Bezugsperson Angst macht. Meist sind es Mütter (es können genauso gut Väter sein), die ungelöste Traumen oder Panikstörungen in sich tragen, die depressiv sind und das Kind vernachlässigen oder es misshandeln, auch missbrauchen.

Frühe Bindung, spätes Leid

Bowlby und Ainsworth waren davon überzeugt: In seinen ersten drei Lebensjahren entstehen die entscheidenden Prägungen des Menschen, wobei das Suchen nach Bindung, das Bindungsbedürfnis genetisch vorausbestimmt ist. Jeder Mensch strebt nach Verbindungen mit anderen. Je nachdem, wie die ersten Bezugspersonen auf diese Bindungssuche reagieren, entsteht ein charakteristisches Bindungsmuster beim Kind, und diese ersten Reaktionen der Umwelt sind äußerst prägend. Das Vertrauen des Kindes in die Welt oder sein Misstrauen, sein Selbstwertgefühl oder sein Körperbild wird so unter anderem ausgebildet.

Und dieses prägende Beziehungsmuster zwischen Mutter (Vater) und Kind »stellt« nach Jürgen Wettig »ein starkes Umgebungssignal dar, das in der Lage ist, die Genverpackung des Kindes nachhaltig zu beeinflussen«. Es ist bekannt, so der Neurologe und Psychiater, der einer der wenigen Wissenschaftler in Deutschland ist, die sich mit Bindungstheorie und Epigenetik beschäftigen, dass traumatisierte Kinder einen erhöhten Kortisolspiegel aufweisen. Das Hormon Kortisol wird immer dann ausgeschüttet, wenn der Mensch in eine Gefahrensituation gerät, sich verteidigen oder die Flucht ergreifen muss. Als kurzfristige Reaktion ist dies eine äußerst nützliche Angelegenheit, nicht aber, wenn ein Kind, dessen Gehirn noch nicht ausgebildet ist, dauerhaft damit konfrontiert wird.

Durch eine epigenetische Umverpackung werden letzten Endes zu wenige Kortisolrezeptoren ausgebildet, also zu wenige Angriffspunkte, die die Wirkung des Hormons an die Zellen eines bestimmten Organs vermitteln. Die Folge ist, so Wettig weiter, dass das »zirkulierende Stresshormon weder beim Kind noch später beim Erwachsenen adäquat aufgefangen werden« kann. »Der Organismus steht lebenslang psychisch und physisch ›unter Strom‹«, da es einen »Faustschlag auf die Gene« erlitten hat.[2] Suchterkrankungen, Depressionen und Persönlichkeitsstörungen können dadurch auftreten.

Bindungsversuche mit Affen

Die Bindungstheorie lieferte gerade im Zusammenhang frühkindlicher Traumatisierungen einen weitreichenden Beitrag für die Epigenetiker, aber die Erkenntnisse, die Wettig daraus ziehen konnte, mussten hart erarbeitet werden. Dazu gehört ein Experiment mit Affen an der Eidgenössischen Technischen Hochschule in Zürich:[3]

Über Jahre versuchte man ähnlich angenehme Bedingungen wie im Zoo für eine Gruppe von Weißbüschelaffen zu schaffen. Mit einem Nachteil für einige der Neugeborenen: Jeden Tag wurden sie für eine halbe Stunde, manchmal sogar für zwei Stunden von ihrer Mutter getrennt. Man brachte sie für diese Zeit in kahlen, isolierten Käfigen unter. Das war ein Bild des Jammers: Die Neugeborenen schrien nach ihrer Mutter, zu der sie sonst in engem Körperkontakt aufwachsen – wenn sie nicht an der Brust herumgetragen werden, klammern sie sich auf dem mütterlichen Rücken ins Fell. Als die genau festgehaltene Zeit des Alleinseins um war, kamen die Jungtiere wieder zurück in die Großfamilie, zu den anderen Gleichaltrigen, die man nicht so gemein behandelte und bei der Mutter hatten bleiben können. Dieses Vorgehen wurde genau achtundzwanzig Tage durchgeführt, dann war es aus mit dem Trennungsschmerz, endlich war wieder Ruhe in das Affenleben eingekehrt. Nie wieder wurden die Jungtiere von der kleinen Horde absorbiert und in einem Extrakäfig untergebracht.

In den achtundzwanzig Tagen mit Trennungsphasen und in den Wochen danach hatte man Messungen im Gehirn unternommen. Im Gegensatz zur Vergleichsgruppe zeigten die jungen Weißbüschelaffen mit der Erfahrung des Alleinseins eine verstärkte Ausschüttung von Stresshormonen, die aber auch in den folgenden Jahren in bestimmten Angstsituationen immer wieder auftrat, während die anderen Affen, die permanent bei der Mutter kuscheln konnten, noch völlig entspannt blieben und sich von einer schreckhaften Bewegung beispielsweise nicht beeindrucken ließen.

Als nun die beiden Jungtiergruppen in ihrem Zuhause in der Universität heranwuchsen, unterschieden sie sich bei flüchtiger Beobachtung nicht, äußerlich schon gar nicht, aber auch im Verhalten war erst einmal nichts Auffälliges zu entdecken.

Doch wenn man die Tiere länger und präziser in Augenschein nahm und bestimmte Tests mit ihnen anstellte, konnte man doch einiges in der Verhaltensweise und an Körperreaktionen registrieren: Jene Affen, die einen unterbrochenen Körperkontakt zur Mutter hatten, bekamen häufiger Angst oder wurden aggressiv, sie wiesen auch ein viel eingeschränkteres Verhaltensrepertoire auf und waren viel impulsiver. Aufgrund der Trennung kamen sie in Stresssituationen, die ihr noch nicht ausgeformtes Gehirn nicht ausgleichen konnte. Ihr Blutdruck war höher als in der Vergleichsgruppe, im Urin fand sich ein erhöhter Spiegel des Stresshormons Noradrenalin – ein Zeichen dafür, dass die Tiere nicht mehr zur Ruhe kamen.

Deutlich zeigte sich durch dieses Experiment bei den Primaten: Gleich nach der Geburt ist eine sichere, stressfreie Umgebung wichtig, damit es nicht zu dauerhaften Veränderungen in der Gehirnchemie und zu Persönlichkeitsstörungen kommt.

Die Prägung von Depressionen

2009 entdeckten Forscher wie Florian Holsboer, Direktor des Max-Planck-Instituts für Psychiatrie in München, dass frühkindlicher Stress, mithin eine Posttraumatische Belastungsstörung (PTBS), zu Depressionen beitragen kann. Betroffene beschreiben diese Situation im Land der langen Schatten vor allem als »Gefühl der Gefühllosigkeit«. Es ist allgemein bekannt, dass es keine simple Erklärung für diese Krankheit gibt. Man geht von zahlreichen Einflussfaktoren aus, einer komplexen Mischung von Umweltgegebenheiten und erblichen Veranlagungen – und eben PTBS.

Wieder mussten Nager für diese Erkenntnis herhalten: Gerade zur Welt gekommene Mäusejunge wurden während der ersten zehn Tage ihres Lebens für eine kurze Zeitspanne von ihrer Mutter entfernt. Für die Kleinen war das ein Riesenstress, der nicht ohne Folgen blieb. Er trug dazu bei, dass sich eine Gehirnregion – der Hypothalamus – anders entwickelte als bei den Nagerbabys, die ohne irgendwelche Traumatisierungen aufwuchsen und sich ihrer Mutter ununterbrochen sicher wähnten.

Chemisch gesprochen: In dem veränderten Gehirnzellenbereich lagerten sich ungewöhnlich wenig Methylgruppen ab (siehe Seite 17), sodass dadurch das Gen des Botenstoffs Vasopressin – das unter anderem auch die Stresshormone moduliert – besonders gut ablesbar war, als hätte man bewusst eine Leselupe davor gehalten. So passierte es dann, dass große Mengen an Vasopressin hergestellt wurden, vollkommen enthemmt, als könnte der Körper nicht mehr »Stopp« sagen. Ähnlich wie bei den unzärtlichen Affenmüttern führte der Schock durch das Fernbleiben der Nagermütter zu heranwachsenden Nagern, die ängstlich und wenig stressresistent waren.

Es wird angenommen, dass dieses Vasopressin in Überproduktion ein Grund für später entstehende Depressionen ist, die im Zusammenhang mit Veränderungen in den stressassoziierten Systemen im menschlichen Körper stehen. Davon soll später im Buch noch die Rede sein (siehe Seite 107 bis 116).

Stress nach einem Trauma

Aber galt das, was in Tierversuchen möglich schien, auch für den Menschen? Zumindest zum Teil. Als einer der ersten Wissenschaftler ist es Moshe Szyf, israelischer Forscher an der kanadischen McGill University in Montreal, und seinem Kollegen Michael Meaney 2004 gelungen, Tierversuche, die er und sein Team auf diesem Gebiet unternommen haben, auf Menschen zu übertragen. Moshe Szyf zählt zu den großen Pionieren auf dem Gebiet der Epigenetik.

An Versuchen mit Ratten hatte Szyf nachgewiesen, dass Muttertiere, die ihre Jungen mit großer Innigkeit ableckten und hegten, sie also mit größter Aufmerksamkeit und Liebe bedachten, dazu beitrugen, dass sie furchtlosen, wenig reizbaren und überhaupt wenig stressanfälligen Nachwuchs heranzogen. Diese waren ihrerseits wieder fähig, ähnlich zärtlich mit ihren Nachkommen umzugehen.

Anders war es bei Muttertieren, die ihre Jungen vernachlässigten. Sie neigten zu einem gewalttätigen Verhalten, von einem guten Wesen keine Spur. Darüber hinaus konnte das Szyf-Team aufzeigen, dass die mütterliche Fürsorge sich im Gehirn niederschlug und nicht nur das weitere Leben der Rattenbabys bestimmte, sondern auch das zukünftiger Generationen. Diese sogenannte frühe Prägung durch die mütterliche, leckende Rattenzunge veränderte die molekulare Struktur des Erbguts, also die genetische Expression.

Wenn dies also geklärt zu sein schien, so war der Mensch dann doch eine Herausforderung auf anderer Ebene. Ihn konnte man nicht unter Laborbedingungen halten wie gebärende Rattenmütter. Zudem leckt eine Menschenmutter ihr Baby nicht ab, sondern nimmt es ans Herz, küsst es auf die Stirn und die Nase, knuddelt es und gibt dem Neugeborenen die Brust, wo es dann noch eine Weile nach dem Stillen geborgen die Wärme der Mutter spürt.

Aber wie konnte man nun nachweisen, dass dieses auch eine Wirksamkeit über Generationen hinweg hatte? Möglicherweise konnte dieser Nachweis gelingen, indem man sich – wie Bowlby – dem ge-

genteiligen Aspekt zuwendete, der Vernachlässigung, dem Missbrauch, den Gewalterfahrungen, denen Kinder ausgesetzt sind.

Depressive Mütter und Suizidopfer

Die Kanadier fingen nun an, umfassendes Datenmaterial über depressive Mütter und ihre Kinder zu sammeln, verfolgten mit großem Interesse eine britische Studie, die seit einem halben Jahrhundert Menschen aus unterschiedlichsten Milieus begleitet. Mehr und mehr zeigte sich, dass sich die Ergebnisse, die sie in den Tierversuchen herausgefunden hatten, durch die Auswertung der zusammengetragenen und per Computer analysierten Daten depressiver Mütter manifestieren ließen. Kinder, die bei depressiven Müttern aufwuchsen und in den ersten Lebensjahren wenig mit der Mutter schmusen konnten und kaum zärtlich gestreichelt wurden, neigten dazu, als Erwachsene ebenfalls depressiv zu werden – und den eigenen Nachwuchs vielfach sich selbst zu überlassen. Da es bislang aber keine Studien gibt, die diese frühkindliche Erfahrung über mehrere Generationen hinweg beobachtet haben – mindestens drei sind notwendig, um Prognosen für die Menschen abzugeben –, konnte hier nur von Vermutungen ausgegangen werden. Und wie sollte man zudem auch noch beweisen, dass dem epigenetische Vorgänge zugrunde lagen? Denn das war ja vorrangiges Ziel der kanadischen Wissenschaftler.

Parallel zu dieser Datenanalyse begannen Szyf und sein Team, Tote zu sezieren. Heutzutage werden Leichen meist geöffnet, um die Todesursache festzustellen und den Sterbevorgang zu rekonstruieren. In früheren Jahrhunderten geschah dies, um weitere Informationen über die menschliche Anatomie zu erhalten. In dieser alten medizinischen Tradition gingen auch die Kanadier vor. In einem Versuch obduzierten sie die Gehirne von sechsunddreißig Verstorbenen, die sie nach unterschiedlichen Todesarten auswählten. Ihre erste Gruppe bestand aus dreizehn Suizidopfern, die in ihrer Kindheit Misshandlungen ausgesetzt waren, Trennungen von der Mutter oder auch ihren Tod erlebt hatten, in einem Heim aufgewachsen waren, heftige Schläge, sexuellen Missbrauch oder Vernachlässigung erfahren mussten. Ihre zweite Gruppe bestand aus Toten, die auch Selbstmord begangen hatten, aber keine traumatischen Kindheitserfahrungen besaßen. Und als weitere Kontrollgruppe wählten sie dreizehn Unfalltote, bei denen man davon ausging, dass sie als junge Menschen ebenfalls keine Gewalttätigkeiten erfahren hatten.

Traumatische Erlebnisse verändern das Gehirn

Jedem dieser Verstorbenen wurde nun eine Gewebeprobe entnommen, und zwar aus dem Hippokampus, danach bestimmte man die Dichte bestimmter Glucocorticoidrezeptoren (also der Stellen, an die sich das Hormon anlagert, um im anschließenden Gewebe eine Reaktion auszulösen). Glucocorticoide, zu denen auch das Stresshormon Kortisol gehört, sind wiederum Hormone aus der Nebennierenrinde, die den Stoffwechsel, das Herz-Kreislauf-System und das Nervensystem beeinflussen. Da sie so wichtig für den Menschen sind, ist auch entscheidend, dass ihre Rezeptoren, die für die richtige Weitergabe von Signalen verantwortlich sind, funktionieren.

Das Ergebnis der Gewebeuntersuchungen war frappierend: Bei den Menschen, die sich selbst töteten und im frühen Kindesalter Traumatisierungen erlebt hatten, zeigten sich gravierende Veränderungen in den Gehirnarealen, und zwar genau dort, wo auch die vernachlässigten Ratten eine biochemische Modifikation aufwiesen. Genau gesagt: Bei ihren Gewebeproben fanden sich weitaus weniger Glucocorticoidrezeptoren als bei den beiden anderen untersuchten Gruppen. DNA-Sequenzen, die den Glucocorticoidrezeptor codieren, waren so methyliert (siehe Seite 17), dass man sagen konnte, sie waren regelrecht ausgeschaltet worden. Damit war die Forschergruppe um Szyf der Möglichkeit, dass die erfahrungsabhängigen epigenetischen Veränderungen nicht allein in Ratten zu entdecken sind, sondern auch im Menschen vonstattengehen, einen großen Schritt näher gekommen.[4] Dazu sagt Syzf: »Ich bin überzeugt, dass das Tiermodell bis zu einem gewissen Grad das widerspiegelt, was bei uns Menschen passiert. Allmählich sehen die Menschen, dass die soziale Umwelt eines Kindes – das Verhalten der Eltern, Erzieher, Freunde und Lehrer – einen tief greifenden Einfluss hat, nicht nur auf das gesamte soziale Verhalten, sondern auch auf die Physiologie des ganzen Körpers.«[5]

Es scheint also, dass eine Verbindung zwischen Missbrauch und epigenetischer Prägung bis hin zur Selbsttötung besteht. Bis heute weiß man nicht, wann genau dieser Methylierungsprozess abläuft. Die Gehirne von Toten lassen nur erkennen, wo sich Veränderungen manifestiert haben, nicht aber zu welchem Zeitpunkt. Und die Gehirne von lebenden Menschen geben erst recht nicht diese Information preis. In dieser Hinsicht kann nur spekuliert werden.

Da in der »Quebec Suicide Brain Bank« in Montreal noch Gehirn- und Blutproben von rund 150 Menschen deponiert sind, die ihrem Leben ein Ende setzten, ist es für die Forscher möglich, weitere Vergleiche durchzuführen, die epigenetische Aufschlüsse ergeben sollen. Szyf hofft, dass sich diese Transformationen eines Tages auch im Blut finden lassen. Sein Traum ist ein Test, mit dem sich potenzielle Selbstmörder diagnostizieren lassen. Er möchte die gefährdeten Menschen davor bewahren, diesen Ausweg zu wählen. Und weiter träumt er von einer epigenetischen Therapie, die er sich in Form von bestimmten Medikamenten vorstellt, die verhindern, dass Menschen nicht mehr leben wollen. Aber das ist noch Zukunftsmusik.[6]

Auch die Fähigkeit, zu lernen, wird beeinträchtigt

Die Hirnregion des Hippokampus ist für die Gedächtnisleistung des Menschen entscheidend, sie speichert traumatische Erlebnisse, doch neben diesen dramatischen Momenten ist sie auch für die Koordination von Lernvorgängen zuständig und dafür, wie diese letztlich ablaufen. Eine vermehrte Methylierung verhindert, so wurde in anderen Studien herausgefunden, die Herstellung spezieller Proteine, die für das Erinnern, Planen und kreative Gestalten von großer Bedeutung sind. Aufgrund ähnlich fehlgeleiteter Gehirnaktivitäten lassen sich auch andere Erkrankungen erklären, etwa Autismus oder das Rett-

Syndrom, eine frühkindliche Entwicklungsstörung, bei dem es zu einem Stillstand bereits erlernter Fähigkeiten kommt oder sogar zu ihrem Verlust. Beim Autismus ist bekannt, dass bestimmte Neurotransmitter nicht gebildet werden. Werdende Mütter über vierzig, bei denen es anfängt, dass die Chromosomen brüchiger werden, bringen häufiger als jüngere Schwangere Kinder zur Welt, die unter Autismus leiden.

Bei Menschen, bei denen eine Borderline-Persönlichkeitsstörung diagnostiziert wurde, konnte man mithilfe eines Magnetresonanztomografen (MRT) ein verringertes Volumen des Hippokampus feststellen, wenn sie in früher Kindheit sexuell oder körperlich missbraucht wurden. Auch hier werden Glucocorticoideffekte angenommen.[7]

Die Epigenetik des Streichelns

Die Bindungsfähigkeit eines Menschen wird aber nicht nur als Kleinkind geprägt, sondern schon kurz nach der Geburt – und wahrscheinlich bereits in der Schwangerschaft. Das hängt mit dem zuvor erwähnten Lecken der Tiermütter bei ihren neugeborenen Nagern oder dem Knuddeln der menschlichen Mütter und Väter zusammen – und den immer genaueren Kenntnissen über molekulare Abläufe.

Zwei von den berühmten braunen Nagerrassen brachten die amerikanischen Wissenschaftler C. Sue Carter und Lowell L. Getz dazu, herauszufinden, was es mit der ewigen Liebe auf sich hat. So ähnlich sie sich auch äußerlich sind, in ihrem Wesen sind die Mäuse, um die es hier geht, mehr als unterschiedlich: Die Präriewühlmaus ist sozial und einem Partner treu bis zu ihrem Lebensende, während die Bergwühlmaus nicht das Bedürfnis hat, ihresgleichen suchen zu müssen, außer zum Sex.[8] Die Monogamie sicherte den in der Prärie lebenden auch einen Überlebensvorteil: Die Nächte in dieser eher unwirtlichen Gegend sind kalt, und um die Neugeborenen vor zu großer Kälte zu schützen, bedarf es beider Eltern, die mit ihren Körpern ein thermisches Schild um die Jungen legen. Dafür muss der Vater anwesend sein – ob es ihm nun passt oder nicht.

Fehlende Zuneigung, veränderte Bindungshormone

Welche Motive die Forscherinnen auch leitete – immerhin ist Untreue kein seltenes Phänomen –, sie wollten herausfinden, ob sich die Monogamie der Präriewühlmaus gegenüber der treulosen Bergwühlmaus chemisch nachweisen ließ. Tatsächlich zeigte sich, dass im Gehirn der zutiefst liebenden Maus zwei Hormone in größeren Mengen vorkamen als bei der bindungsunfähigen Maus: Oxytocin und Vasopressin. Wurden beide Hormone bei den Präriemäusen mittels Gentechnologie inaktiviert, verloren die Männchen ihre monogame Präferenz und setzten damit die Jungen der Gefahr des Kältetodes aus. Spritzte man dagegen der Bergwühlmaus diese beide Hormone ins Gehirn, erlangte sie die Fähigkeit, Sympathie für einen Partner zu entwickeln. Eigentlich eine grandiose Vorstellung, wenn man diese simple Tatsache auf den Menschen übertragen könnte: Einmal ein Nasenspray mit Oxytocin und Vasopressin anwenden, und schon hätte man statt eines chronisch fremdgehenden Partners einen verlässlichen. Politische Feinde werden so zu Freunden. Missmutige Außenseiter zu sozial engagierten Mitmenschen, an denen jede gemeinschaftliche Bewegung ihre Freude hätte.

Ganz so einfach ist es leider nicht, da der Mensch von einem ausgeklügelteren System von Nervenzellen und Neurotransmittern bestimmt wird als Mäuse. Dennoch: Oxytocin wird beim Menschen während der Geburt ausgeschüttet und sorgt dafür, dass die Wehen ausgelöst werden. Ist das Kind geboren, ist es für das Fließen der Muttermilch verantwortlich, zugleich hat es aber auch eine psychische Wirkung: Es stärkt die Bindung zwischen Mutter und Kind. Und es bringt uns dazu, uns sozial zu verhalten, Aggressivität und Stress werden durch dieses »Kuschelhormon« ausgebremst.

Die epigenetischen Erkenntnisse zeigen das sogar noch genauer: Fehlen unmittelbar nach der Geburt die Signale der Zuneigung, die durch einfaches Streicheln und Anfassen vermittelt werden, verändert sich das Methylierungsmuster – fast ist es zu erwarten – beim Glucocorticoidrezeptor-Gen: Es wird methyliert, die epigenetischen »Verpackungsschleifen« werden verstärkt an das Gen geheftet. Dies hat wiederum zur Folge, dass ein bestimmtes Protein mit dem Gen nicht mehr in Kontakt treten kann, was wiederum für die Psychosomatik des späteren Kindes relevant ist. (Für denjenigen, den es interessiert: Das Protein nennt sich *nerv growth factor* und hat die Aufgabe, ein funktionsfähiges Nervensystem entstehen zu lassen.) Die so im Hippokampus veränderten Kortisolrezeptoren, jene Rezeptoren, die für Stress zuständig sind, bewirken, dass sich im späteren Leben die Stressreaktionen vergrößern. Das Kind reagiert auf Unannehmlichkeiten gleichsam mit einem Schallverstärker, es überreagiert und bereitet sich damit selbst, aber auch der Umwelt Probleme.

Aber auch von zwei weiteren Genen ist Ähnliches bekannt: Das Oxytocinrezeptor-Gen und das Östrogenrezeptor-Gen werden ebenso epigenetisch verändert, wenn es an mütterlicher Zuwendung unmittelbar nach der Geburt fehlt. Auch hier sind es wieder die epigenetischen Methylierungsmuster, die sich verstärken und ein ungünstiges psychosomatisches Reaktionsmuster im späteren Leben begründen.

Vererbt, aber noch korrigierbar

Um ihre Beobachtungen auch aktiv zu verifizieren, simulierten Forscher das Streicheln bei neugeborenen Tieren, denen die mütterliche Zuneigung fehlte, und liebkosten sie mit einem Pinsel. Selbst das Wachstumshormon, das für die Hirnentwicklung mitverantwortlich ist, stieg durch das »Pinselstreicheln« rasch an, ebenso die Enzyme Ornithindecarboxylase und Laktat, beide wichtig für Aufbau und Stoffwechsel der Nerven.

Bei Tieren ist dies also hinreichend belegt: Eine Unterversorgung mit Streicheln und Lecken führt später zu einer Verminderung jener Hirnrezeptoren, die für Beruhigung und Stressbewältigung notwendig sind. Bei der kleinsten Unruhe reagieren die Tiere mit einer überschießenden Kortisolausschüttung, auch das entsprechende Steuerungshormon im Gehirn, das sogenannte *corticotropin releasing hormone* (CRH), agiert überschießend.

Östrogenrezeptoren des Gehirns werden wie gesagt nach der Geburt ebenfalls unterschiedlich methyliert (inaktiviert), abhängig von der Zuwendung der Mutter. Dieses Muster wird weitervererbt – wobei man noch nicht genau weiß, über wie viele Generationen –, da es beispielsweise durch eine geänderte Zuwendung wieder korrigiert werden kann. Kommen bindungsgeschädigte Jungen zu Welt, weil deren Mütter ebenfalls bezugsgeschädigt waren, so kann das durch eine intensive Zuwendung nach der Geburt wieder ausgeglichen werden – ein an sich Mut gebendes Resultat, untersucht am Methylierungsmuster des Östrogenrezeptor-Gens im Gehirn. Es ist dann ausreichend aktiv, wenn auch das Neugeborene ausreichend Zuwendung verspürte.

Soziale Isolation, weniger Bindungshormon Oxytocin

In den erwähnten kanadischen Studien zeigte sich auch als Erfahrung an Menschen: Fehlende mütterliche Signale waren später, im erwachsenen Menschen häufiger mit »affektlosen Kontrollsituationen« verbunden, mit einem unsozialen Denken und Handeln, mit Depressionen und mit einem erhöhten Risiko für Drogen. Und mütterliche Zuneigung ist auch beim Menschen in der Lage, das Gehirnwachstum anzuregen – die weitergeleiteten taktilen Reize werden von einem »Fos« genannten Molekül registriert. Dies wiederum bewirkt die Entfaltung und Ablesung von Genen, wodurch Oxytocin und Vasopressin freigesetzt werden, die innerhalb unseres hormonellen Systems für die Regulation von sozialen und emotionalen Reaktionen wichtig sind. Über seine Rezeptoren kann das Oxytocin nämlich verschiedene Regionen im Gehirn besetzen und anregen. Eine soziale Isolation in den ersten Lebensjahren verringert die Zahl dieser Andockstellen für das Oxytocin, das bei Stress direkt nach der Geburt nicht nur in geringeren Mengen gebildet wird, sondern auch weniger Nervenregionen findet, an denen es wirken kann.

Die Prägung direkt nach der Entbindung bleibt übrigens über Jahrzehnte erhalten. Das heißt: Die mütterliche Zuwendung gibt dem Kind mehr Selbstvertrauen, sorgt dafür, wie dieses Kind als Erwachsener vertraut, wie es mit Angst und mit Stress umgehen kann, wie es die sexuelle Kommunikation lebt und in welcher Bindung es mit seinen eigenen Kindern verbleibt.

Vertrauen und Sozialverhalten

Zwei Schweizer Forscher, der Wirtschaftswissenschaftler Michael Kosfeld und der Psychologe Markus Heinrichs, haben die Wirkung des Oxytocins in Situationen untersucht, in denen wir anderen vertrauen müssen, etwa wenn ein Banker einem Investor Geld leiht. In ihrem Experiment bildeten sie zwei Gruppen von Geldgebern: Die eine Gruppe bekam vor Tätigkeitsbeginn Oxytocin als Nasenspray verabreicht, die andere erhielt ein Plazebo-Spray. Tatsächlich zeigten sich die Teilnehmer aus der ersten Gruppe wesentlich vertrauensvoller und verliehen auch eher und höhere Geldmengen als die Probanden aus der zweiten Gruppe. In einem zweiten Versuch, als man die Person durch einen Computer ersetzte, klappte das Experiment nicht. Menschen waren dazu erforderlich.[9] (Wahrscheinlich hatte man beim Börsencrash 2009 wohl zu viel von diesem Spray verteilt.)

Oxytocin, das Kuschelhormon, und Vasopressin stiften Bindungen, was für die Erhaltung der Art notwendig ist. Ohne ein gemeinschaftliches Empfinden sind wir als *Homo sapiens* nicht überlebensfähig, würden wir uns nur gegenseitig das Leben zur Hölle machen und am Ende gegenseitig töten. Dass dies nicht passiert, entscheidet sich auch in den ersten Lebensphasen des geborenen Menschen – in seiner zweiten epigenetischen Prägeperiode.

Die seelische Komponente beim Sex

Vor einigen Jahren führten wir ein schwieriges Experiment durch, schwierig deshalb, weil das Oxytocin in kürzester Zeit abgebaut wird, aber auch ähnlich rasch wieder aus dem Körper verschwindet. Da es aus dem Tierreich immer wieder Hinweise gab, dass dieses Bindungshormon nicht nur bei der Geburt, sondern auch beim Orgasmus freigesetzt wird, hatten wir einen ehrgeizigen Plan: Wir wollten es auch beim Menschen bestimmen – und zwar unmittelbar nach dem Orgasmus. Die Untersuchung konnte natürlich nur an Freiwilligen vorgenommen werden, an Paaren aus unserer Forschergruppe.

Diese legten sich bereits vor Beginn der sexuellen Aktivität an eine venöse Kanüle, aus der sie dann unmittelbar nach dem Orgasmus Blut in einem Reagenzglas auffingen, danach sofort zentrifugierten und tieffroren. Die Resultate lohnten die ungewöhnliche Mühe. Tatsächlich stieg unmittelbar nach dem Geschlechtsakt – verglichen zum Vorwert – der Oxytocinspiegel an.

Als ein Bindungshormon beim Menschen ist Oxytocin das biologische Korrelat einer Mutter-Kind-Beziehung, von der Evolution zur Erhaltung der Art installiert. Wenn nun tatsächlich beim Geschlechtsverkehr das Gleiche passiert – dann beinhaltet der Koitus mehr als eine nur auf Lustgewinn zielende Akrobatik. Wenn beim Orgasmus Bindungshormone freigesetzt werden, die auf Solidarität, Hilfsbereitschaft, Vertrauen und Altruismus abzielen, dann ist Sexualität nicht nur das Persönlichste eines jeden Menschen. Der Mensch übernimmt damit auch ein hohes Maß an gesellschaftlicher Verantwortung. Das würde auch bedeuten, Jugendlichen in Schulen nicht nur zu vermitteln, dass sie auf Safer Sex zu achten haben, um Geschlechtskrankheiten oder Aids zu verhindern. Ihnen muss noch wesentlich klarer werden, wie entscheidend die seelische Komponente beim Sex ist.

Frühkindliche Erfahrungen, langfristige Folgen

Die Gene sind für den Idealfall bereit, ob sie aber in Anspruch genommen und aus ihrer Verpackung epigenetisch gelöst und zur Aktivität freigestellt werden – das entscheiden die Prägemomente der Umwelt und die dabei aktiv werdenden Prägehormone. Von diesen stehen mehrere zur Verfügung: Das schon erwähnte Vasopressin ist dem Oxytocin sehr ähnlich. Es wird auch im Hypothalamus, einem Bereich des Zwischenhirns, gebildet und ist ebenfalls in den Geburtsvorgang involviert: Da die Geburt mit einem hohen Blutverlust einhergeht, der die Mutter in Lebensgefahr bringen kann, verengt das Vasopressin die Arterien und

Venen und verringert damit die Verblutungsgefahr. Zudem hält es Flüssigkeiten im Körper zurück – Vorgänge, die auch im späteren Leben noch aktiv sind. Vor allem balanciert es aber das Bindungshormon Oxytocin aus und verhindert, dass nicht allzu blind vertraut wird.

Erleidet ein Säugetier nach der Geburt Stress, reagiert auch hier der epigenetische Code überschießend und demethyliert – aktiviert also – die Vasopressingene –, das Säugetier hat damit für das spätere Leben das Vertrauen verlernt. Gerade am Vasopressingen konnte man wissenschaftlich eine »dynamische DNA-Methylierung« nachweisen – ein epigenetischer Vorgang, wodurch Vasopressin, das Steuerungspeptid, das auch unsere Seele beeinflusst, verstärkt freigesetzt wird. Ist die Dosis zu hoch, reagiert es so, wie Florian Holsboer es ja bei der Depression nachgewiesen hatte.

Oxytocin und Vasopressin sind Beispiele, wie das frühkindliche Leben die Erfahrungen seiner unmittelbaren Umwelt (der Mutter) epigenetisch verarbeitet und in eine entsprechende Hormonbildung umsetzt, die dann wiederum soziale und psychische Auswirkungen hat. Neben dem Oxytocin und dem Vasopressin reagiert auch die epigenetische Verpackung des Östrogen- und Glucocorticoidgens auf frühkindliches Streicheln und Schmusen. Es wird vermutet, dass diese Prägung bis in die Keimzellverpackung des eben geborenen Menschen in die nächste Generation hineingetragen wird.

Spiegelneuronen – was positive Vorbilder bewirken

Noch ein anderes Phänomen ist in diesem Zusammenhang der individuellen Erfahrungen wichtig: Ob jemand Sympathie, Ekel oder Mitgefühl empfindet, für all das machen Hirnforscher spezielle Nervenzellen verantwortlich, die sogenannten Spiegelneuronen, die zur menschlichen Basisausstattung mit der Geburt gehören. Entdeckt wurden die Nervenzellen in den Neunzigerjahren bei Versuchen mit Affen. Beim Menschen konnten diese Neuronen unter anderem im sogenannten Broca-Zentrum des Gehirns nachgewiesen werden, das für die Sprachverarbeitung bedeutsam ist. Möglicherweise können sie die Tatsache der epigenetischen Prägung weiter erhellen.

Ob ein Kind geschlagen wird oder wir selbst geschlagen werden, ob wir eine Situation beobachten oder aktiv an der Handlung beteiligt sind – es werden die gleichen Nervenzellen aktiviert. Betrachten wir nur passiv eine Szene, so können wir dennoch in gewisser Weise »fühlen«, was ein anderer fühlt. Glück überträgt sich so von einem Menschen zum anderen, aber leider auch Wut, Ärger und Stress.

Selbst Säuglinge »spiegeln« ihre Umwelt. Das Lächeln der Mutter, ihr Mundöffnen beim Füttern, das väterliche Naserümpfen beim Wechseln der Windeln – der Gesichtsausdruck ihrer Eltern ist für Kinder wie ein Spiegel ihrer selbst.

Der Hirnforscher Joachim Bauer von der Universität Freiburg ist davon überzeugt, dass man Spiegelneuronen durch ein gutes Vorbild trainieren müsse, dann würden sich schon Vierjährige durch diese intuitive Kommunikation anders entwickeln.[10] Vögel lernen das Singen durch Imitation ihrer Eltern – bei Menschen gibt es offensichtlich ein ähnliches biologisches Programm. Ich selbst denke auch, dass die Bereitschaft zu Mitgefühl und Empathie von der Anzahl der »netten« Spiegelneuronen abhängt, die in den zentralen Prägephasen unseres Lebens konstituiert werden.

Jugendliche und elektronische Medien

Spiegelneuronen können somit nicht nur aufgebaut und animiert, sondern durch Lieblosigkeit oder Gewalt auch zerstört werden. Wenn Menschen also ähnliche neuronale Reflexionen auszulösen imstande sind, wie sie der Beobachtete selbst empfindet, könnte das erklären, so vermuten Wissenschaftler, warum emotionale Vorgänge, die durch das Miterleben von Gewalt- und Sexdarstellungen in elektronischen Medien nicht nur das Gedächtnis des Zusehers prägen, sondern in letzter Instanz auch den epigenetischen Code. Beobachtet man also öfter bestimmte Verhaltensweisen – ein soziales Miteinander oder aber auch ein brutales Vergewaltigen oder Töten von Menschen –, werden nach dieser Vorstellung über Methylierungs- und Acetylierungsmuster die Spiegelneuronen im positiven wie im negativen Sinne aktiviert. Damit wären jederzeit die Genprogramme abrufbereit, die für eine Nachahmung zuständig sind.

Besonders gravierend ist das, wenn Kinder und Jugendliche, deren Gehirne sich ja noch entwickeln, solche Verhaltensweisen beobachten – was über die elektronischen Medien immer noch allzu leicht möglich ist. Laut dem Berliner Sexualwissenschaftler Klaus Beier muss man davon ausgehen, dass sich über die Spiegelneuronen auch sexuelle Handlungen im Gehirn abbilden und damit das, womit Kinder und Jugendliche in Pornodarstellungen konfrontiert sind. Beier sagt dazu: »Es wäre naiv zu glauben, dass sich diese Darstellungen nicht auf das Selbstbild der Jugendlichen auswirken.«[11]

Nach dem Amoklauf von Winnenden im März 2009 stießen die Ermittler, als sie den Computer des Täters auswerteten, auf rund zweihundert Pornobilder. Über die Hälfte davon zeigten nackte, gefesselte Frauen. Die Dateien offenbarten ebenfalls, dass der Täter tief eingetaucht war in die virtuelle Welt jener Computerspiele. Er hatte auf seinem Rechner das Spiel »Counter-Strike« installiert, bei dem man aus Sicht eines Kämpfers mit gezückter Waffe tödliche Emissionen erledigen muss. Natürlich müssen diese Daten mit Vorsicht interpretiert werden: Millionen spielen, ohne zu morden, aber andersherum stimmt es eben auch: Wer von den jugendlichen Amokläufern tötet, hat in der Regel vorher gespielt. So war es in Littleton, Colorado, bei Dylan Klebold und Eric Harris, die zwölf Schüler und einen Lehrer erschossen. Ähnlich bei dem Finnen Matti Juhani Saari, der in einer Berufsschule zehn Personen umbrachte. Auch bei Robert Steinhäuser in Erfurt, der in nur zehn Minuten sechzehn Menschen erschoss.

Im März 2010 sprach sich der deutsche Bundespräsident Horst Köhler ein Jahr nach der Bluttat in Winnenden in seiner Gedenkrede für weitere verschärfende Maßnahmen gegen Gewaltspiele aus. Zugleich appellierte er an die gesamte Gesellschaft, darauf zu achten, dass niemand abseits bleibt.

Empathie für alle

Die Bindungstheorie hat gezeigt, dass unsichere Bindungserfahrungen in den ersten Lebensjahren in sichere korrigiert werden können. Und die Psychotherapie macht deutlich, dass es möglich ist, durch die Umwelt-Gen-Interaktion bestimmte Gene zu aktivieren, die durch Methylierungsprozesse lahmgelegt wurden:

So konnte der Psychiater Jakob M. Koch und sein Team in einer sensationellen Studie belegen, dass bei Personen, die sich einer antidepressiven Behandlung unterzogen, bestimmte Genschalter für den sogenannten Nervenwachstumsfaktor BDNF so aktiviert werden, dass dieser Wachstumsfaktor vermehrt gebildet wird. BDNF ist erforderlich, um bestimmte außer Kontrolle geratene synaptische Bindungen im Gehirn zu regenerieren.

Erstmals konnte dadurch nachgewiesen werden, dass Psychotherapie auch auf molekularer Ebene wirkt.[12] Die Erkenntnisse der Psychotherapie sollten aber nicht verhindern, dass sich Eltern mit der Geburt ihrer Kinder liebevoll um sie kümmern.

Wenn auch nicht jede Vernachlässigung, nicht jede körperliche oder seelische Gewalt zu einer epigenetischen Veränderung führen muss und damit zu Gefühlsarmut und fehlender Empathie für Mitmenschen, so können Bindungsstörungen dennoch wie eine Zeitbombe, die jederzeit aktiv werden kann, in uns gespeichert werden.

Erzieherinnen und Gleichaltrige als Bezugspersonen

Meine Forderung nach einer liebevolleren Gesellschaft ist eine, die davon ausgeht, dass wir zu unseren Kindern kein distanziertes Verhältnis pflegen sollten. Das heißt nicht, dass allein Väter und Mütter für das Wohl zu sorgen haben, dass Frauen möglichst zu Hause bei ihrem Nachwuchs bleiben und keinem Beruf nachgehen sollen, weil sie eventuell eine posttraumatische Störung bei ihnen auslösen könnten. Kinder können in der Krippe abgegeben werden, auch wenn sie weinen, wenn die Mutter (der Vater) beim Abschied winkt. Es gibt Impulse in der Umgebung, die genauso stark sind wie die einer fürsorgenden Mutter und die alles wieder wettmachen können: Diese positiven Einflüsse haben gleichaltrige Spielkameraden oder die Erzieherinnen.

Die Rolle der Erzieherinnen wird unterschätzt

Für Kinder mit einer ängstlichen, depressiven Mutter könnten die Stunden in der Krippe geradezu ein Segen sein, denn dort ist der Stress, den sie möglicherweise durch die Gruppe erleiden, wesentlich geringer als jener, der durch die Mutter verursacht wird.

Problematisch wird es nur, wenn die Erzieherinnen sich nicht um die Kinder kümmern, sondern vielleicht den ganzen Tag an den Freund denken, den sie nicht haben oder der ihnen Ärger bereitet.

Ein Großteil der Erzieher ist nicht professionell ausgebildet. Überall in der EU werden sie an Universitäten geschult – nur nicht in Deutschland und in Österreich.[13] Laut einer Studie der Bertelsmann-Stiftung wäre es am besten, wenn ein Erzieher sieben bis acht Kinder betreut. Dieser Wert beruht auf internationalen Erfahrungen. Aber diesen optimalen Wert erreicht kein einziges Bundesland in Deutschland: Durchschnittlich sind es 9,2 Kinder.

Die Beziehungen verkümmern, wenn Kinder nach Hause kommen und niemand da ist, wenn Eltern, wenn sie müde von der Arbeit zurückkehren, nur noch häusliche Tätigkeiten verrichten oder sich auf die Couch niederlassen und den Fernseher einschalten. Streicheleinheiten und Motivationen, die Kinder notwendig brauchen, sind nicht durch das Hochfahren eines Computerspiels zu ersetzen.

Ein Mangel an Sekundärtugenden

Aber nicht nur Eltern, auch die Gesellschaft muss sich die Frage stellen, wie sie mit Kleinkindern, mit Kindern überhaupt umgehen will. In Skandinavien hat dies zu Diskussionen darüber geführt, ob ein Kind bei depressiven Müttern (und auch Vätern) aufwachsen sollte. Wenn es durch die Erkrankung der Eltern keine Sekundärtugenden wie Solidarität, Empathie, Altruismus, Verlässlichkeit oder auch Selbstbewusstsein kennenlernt und es keine Zuwendung erfährt, wie soll es dann ein soziales Mitglied der Gesellschaft werden?

Bei dieser erst einmal hart klingenden Frage geht es nicht darum, dass man den Eltern die Kinder wegnehmen will. Das käme der gesellschaftlichen Utopie des britischen Schriftstellers Aldous Huxley nahe, in dessen konzipierter »schöner, neuer Welt« die Kinder nicht mehr von Müttern geboren, sondern in isolierten Ovarien gezüchtet werden. Die kleinen Kinder wachsen nach dieser Vorstellung in Kasten auf, je nach Aufgaben, die sie als Erwachsene erfüllen sollen, wobei sie in sogenannten Normungssälen konditioniert werden, um ihren späteren Pflichten nachkommen zu können.

Eine solche Welt wäre genau das, was man nicht erreicht möchte. Die Diskussion in Skandinavien, ob man Kinder bei ihren depressiven Müttern lassen soll oder nicht, offenbart aber, dass unsere Demokratien einen Mangel an diesen Sekundärtugenden haben, die aber erst ein Gemeinschaftsleben ermöglichen und damit vielleicht auch ein wenig zur Verbesserung der Welt beitragen.

Mehr Anerkennung und Motivation

Wenn Menschen durch andere gespiegelt werden, wenn Eltern oder Lehrer einem Kind ständig vorhalten, dass man von ihm auch nichts anderes, nichts Besseres erwartet hätte, dann ist kaum davon auszugehen, dass etwas geschieht, das über die Befürchtungen hinausgeht. Stimmt es, wovon Forscher ausgehen, dass Kinder gerade bis zum vierten Lebensjahr durch die Spiegelneuronen ihr Verhalten auch durch Nachahmung lernen, sind Eltern und Erzieher mehr denn je als positive Vorbilder gefordert. Kinder sollten viel mehr Anerkennung, Sympathie und gute Erfahrungen bekommen.

In dieser Hinsicht haben die Erkenntnisse, die die Epigenetik liefert, auch einen gesellschaftspolitischen Aspekt. Und das betrifft nicht nur die frühkindliche Phase, sondern auch die dritte große Prägephase für das Erwachsenenleben, auf die ich im nächsten Abschnitt kommen werde: die Pubertät.

• Interview

Die Spuren der Kriegskindheit

Wer in der Kindheit Schreckliches erlebt hat, hat nicht nur sein ganzes Leben daran zu tragen, sondern gibt diese traumatisierten Erfahrungen oft auch an seine Kinder weiter. Gerade Kriegserlebnisse können so tief verunsichern, dass sie noch ein bis zwei Generationen danach spürbar sind. Zu dem Berliner Psychoanalytiker Dr. Christoph Seidler, geboren 1943, kommen viele Patienten, die Kinder von Kriegskindern sind und mit den Spuren des Zweiten Weltkriegs zu kämpfen haben. Der Psychoanalytiker beobachtet, dass sich gerade unbewusste Verhaltensmuster tief im emotionalen Gedächtnis verankern.

Bei vielen Deutschen hat der Zweite Weltkrieg nachhaltige Spuren hinterlassen. Geben die Eltern, die den Krieg als Kinder miterlebt haben, ihre Gefühle, insbesondere Ängste, die sie in jener Zeit geprägt haben, an ihre Kinder und sogar an ihre Enkel weiter?

Ich habe bei meinen Patienten mehrere Möglichkeiten beobachtet, wie schreckliche Erlebnisse verarbeitet und von Generation zu Generation weitergegeben werden, wir bezeichnen sie als »transgenerationale Mechanismen«: Einer davon ist die Tabuisierung. Je traumatischer Erfahrungen sind, umso mehr werden sie verschwiegen. Sie werden nicht durch Worte ausgedrückt, sondern äußern sich etwa durch Krankheiten, seelische Störungen, Albträume oder Schreie in der Nacht.
Kinder, die im Krieg schreckliche Dinge miterleben mussten, können darauf aber auch mit einem Schockzustand reagieren. Sie verkapseln sich förmlich und lassen nur die wichtigsten Reaktionen zu, im Sinne von: »Rechts und links um mich herum sind Tote, das darf mich jetzt nicht interessieren«. So ähnlich reagiert der Blutkreislauf bei einem

Schock, indem er nur noch die wichtigsten Organe versorgt, auch um den Preis des Absterbens anderer Organe oder der Extremitäten. Kleine Kinder können diese traumatischen Erfahrungen noch nicht verstehen und mitteilen. Das affektive Gedächtnis ist aber nicht ohne Weiteres auszulöschen – umso weniger, wenn die Erfahrungen unbewusst bleiben. Die Vorstellung, es sei alles nicht so schlimm, weil die Kinder sich an nichts erinnern, ist ein Irrtum. Wer von einem solchen Erlebnis geprägt wurde, kann auch als Erwachsener schlechter mit aufkommenden Gefühlen aller Art umgehen. Traumatisierte Väter schlagen dann etwa bei jeder Erregung zu, obwohl sie es nicht wollen und sich hinterher schämen. Kinder brauchen aber liebende Eltern. Wenn Eltern aber diese Liebe nicht geben können, weil sie krank sind, abwesend oder eben traumatisiert, dann müssen sich die Kinder zum Beispiel die Schuld daran geben, dass der Vater sie schlägt. Das Kind identifiziert sich mit der Aggressivität des Vaters, es nimmt die Schläge auf sich, und so setzt sich die Tragödie fort.

Welche Folgespuren beobachten Sie noch?

Eine andere Möglichkeit, auf die Beschädigung oder Ohnmacht der Eltern zu reagieren, bezeichnen Psychoanalytiker als »parentifizierende Rollenumkehr«. Diese Kinder werden zeitig erwachsen, weil sie früh Verantwortung für ihre Eltern übernehmen müssen. Sobald sie die Kontrolle aufgeben sollen, ängstigt sie das, und das bedeutet Chaos für sie. Die Gipfel der Parentifizierung ist der sexuelle Missbrauch. Kinder, die mit solchen Vätern konfrontiert sind, lieben diese aber natürlich trotzdem, und das ist ein emotionaler Notzustand.

Auch körperliche Langzeitschäden oder psychosomatische Beschwerden gehören dazu, oder?

Die Symptome der Kinder von Kriegskindern unterscheiden sich nicht wesentlich von denen anderer Patienten in diesem Alter. Dazu zählen etwa Essstörungen bei Mädchen, bei Jungen vor allem Aggressivität, auch sich selbst gegenüber, oder verschiedene Ängste. Unterschiedlich ist aber die Psychodynamik, die zum Entstehen der Symptome führt.

Kinder von Kriegskindern berichten, dass sie eigene Erinnerungen oft nicht von Erlebnissen der Eltern trennen können. Ein Auslöser kann unbewusste Ängste hervorbrechen lassen. Woher kommt das?

Dahinter steckt, dass nicht offen über Erfahrungen gesprochen wird, aber Kriegserlebnisse im Gegenteil oft glanzvoll dargestellt werden. So erzählt ein Vater tagsüber beispielsweise: »Ich war bei Rommels Wüstenkrieg in Afrika dabei. Da war es so heiß, dass wir Eier auf Panzerdächern gebraten haben. Rommel war ein feiner Kerl.« Stiert er dann abends plötzlich mit versteinerter Miene vor sich hin, weiß keiner, was los ist. Man erfährt auf diese Weise nichts über mögliche Bombenereignisse, spürt aber dennoch, dass eine Katastrophe stattgefunden hat. Dass dann bei den Kindern durch andere Katastrophenszenarien, etwa durch Filme, Reaktionen ausgelöst werden, ist doch verständlich. Ich habe eine Angst-Patientin, die sich auf die Spuren ihres Großvaters väterlicherseits begab, der möglicherweise bei der SS war. Der Vater, ein Kriegskind, hatte darüber nie gesprochen. Dennoch hatte sie eine Ahnung. Als sie auf dem Rückweg von einer KZ-Führung durch einen Wald fuhr, sah sie plötzlich Monster. Die Monster aus ihrer Kindheit hatten sie heimgesucht. Die »Vererbung des Unheils« erfolgte nicht durch Erzählen, sondern es wurde durch Verschweigen vermittelt.

Warum wirken Ihrer Ansicht nach kollektive Traumatisierungen besonders nachhaltig und über mehrere Generationen?

Ein Gruppenanalytiker aus London, selbst Deutscher, sagte dazu kürzlich zu mir: »Deutschland ist ein traumatisiertes Land.« Er meint, dass die kollektive Katastrophe des Zweiten Weltkriegs dazu führte, dass viele Menschen traumatisiert sind – und zwar unabhängig von der

Kriegsschuld Deutschlands. Auch die Kinder sind traumatisiert. Man muss unterscheiden zwischen Naturkatastrophen und Katastrophen, die von Menschen herbeigeführt werden *(men made disasters)*. Eine Naturkatastrophe löst Solidarität aus. *Men made disasters* schockieren und lösen Misstrauen, Feindseligkeit und andere negative Affekte aus. Das hat eine ganz andere Dimension, und deshalb sind die Spuren, die solche Ereignisse hinterlassen, besonders nachhaltig.

Die epigenetische Forschung hat herausgefunden, dass seelisch traumatisierte Schwangere den Stress an ihre Kinder weitergeben und dass diese mit hoher Wahrscheinlichkeit zeitlebens mit höherer Ängstlichkeit und Neigung zu Depressionen reagieren. Da diese Prägung so weit geht, dass sie die Erbinformation verändert, kann man annehmen, dass auch spätere Generationen davon betroffen sind. Beeinflussen diese Erkenntnisse der Epigenetik Ihre Sichtweise, dass Erfahrungen an die Nachkommen weitergegeben werden?

Insgesamt ist das Thema Prägungsphasen in der Biologie sehr wichtig. Es ist auch nachweisbar, dass der Krieg Menschen bis in die zweite und dritte Generation erheblich krank macht. Insofern kann die Epigenetik sozusagen einen guten Unterbau für die Fragen der Mehrgenerationen-Kriegsbeeinträchtigung darstellen. Wir haben nachgewiesen – allerdings mit Mitteln der Psychoanalyse, nicht der epigenetischen Forschung –, dass Kriegstraumata bis in die dritte Generation ihre schrecklichen Wirkungen entfalten.

Wie nachhaltig prägen solche Erfahrungen?

Das ist sehr unterschiedlich. Es kommt auch auf die Biografie an: Wenn jemand traumatische Erfahrungen durch ein Verlassenheitserlebnis hat, kann das Psychotrauma etwa durch einen Todesfall oder eine Scheidung reaktiviert werden. Es kommt aber auch auf das soziale Eingebundensein an. Die Menschen sind Gott sei Dank sehr individuell.

Sie wissen nicht, was sie tun – die Pubertät als dritte Prägephase

Die epigenetische Steuerung von Oxytocin und Vasopressin (siehe Seite 45), aber auch von den Östrogen- und Glucocorticoidrezeptoren (siehe Seite 45) verrät ein Geheimnis der Evolution: Soziale Bindungen sind für das Überleben des Menschen entscheidend. In den ersten Lebensjahren reagieren Genverpackungen der Hypophysenhinterlappenhormone auf Zuneigung oder Abneigung, in der Pubertät wird dann definitiv die Bindungsgrundlage gelegt.

Nach dem Amoklauf des siebzehnjährigen Tim Kretschmer am 11. März 2009 an der Albertville-Realschule von Winnenden meldeten sich viele Experten zu Wort. Einer von ihnen war der Münchner Jugendpsychiater Franz Joseph Freisleder, der als Gerichtsgutachter mit Gewalt im Leben Jugendlicher zu tun hat und in dieser Diskussion auf ein Prägehormon aufmerksam machte, das erklärt, warum Amokläufer fast nur männlich sind: »Wir Männer sind eher gefährdet, weil uns das Testosteron aggressiver macht.«[14] Weiterhin verwies er auf unser Rollenverständnis: Ein Mann reagiert offensiv auf Konflikte und nicht mit Rückzug. Allerdings prophezeit der Jugendpsychologe, dass möglicherweise auch hier die Mädchen aufholen könnten.

Stärkende Beziehungen

Das Testosteron scheint ein Träger zu sein, der etwas zum Ausbruch bringen kann, was sich vorher schon angestaut hat. Vor allem die soziale Isolation ist offensichtlich ein Hochrisikofaktor dafür, dass sich der epigenetische Code ungünstig prägt.

Experimente, die das beweisen, kennt man auch in diesem Zusammenhang nur aus dem Tierreich – wieder wurde dies bei Nagern festgestellt – und auch nur aus der Zeit unmittelbar nach der Geburt: Bleiben Mäuse sozial isoliert, so verändern sich in bestimmten Hirnstrukturen die epigenetischen Verpackungsmuster dramatisch und arretieren für später ein asoziales Verhalten.

Es ist bisher nur eine Hypothese, dass eine Isolation in der Pubertät etwas Ähnliches auslösen kann, vor allem, wenn zusätzlich noch eine Kränkung oder eine Zurückweisung erfolgte. Aber die Hypothese hat etwas für sich. Die anstrengenden Launen und Stimmungen pubertierender Kinder in ihrer letzten großen Prägephase sind verständlicherweise Ausdruck von Aktivitäten im Gehirn, das in diesen Zeiten einen zweiten großen Reifeschub erfährt. Im Idealfall führt das dazu, dass sich der Mensch sozial angemessen verhalten kann. Bestimmte Hirnzentren, vor allem die Amygdala, das Gefühls- und Angstzentrum, brauchen Hilfestellungen durch den Kontakt mit anderen Menschen, um negative Gefühle besser kontrollieren zu können.

Die Münchner Verhaltensforscherin Christiane Tramitz forderte deshalb in einem *Spiegel*-Interview die Eltern auf, ihren Kindern während der Pubertät eine neue Beziehung anzubieten: »Kein erzieherisch-pädagogisches, sondern ein emotional begleitendes und unterstützendes Verhalten. Die Jugendlichen müssen spüren, dass ihre Eltern sie trotz aller Überwerfungen als wertvoll schätzen.«[15] Dadurch könne mit dem Ablösungsprozess in der Pubertät, der auch eine gewisse Rebellion beinhaltet, besser umgegangen werden. Denn selten geben die Jugendlichen eindeutige Signale, da sie selbst in einem elementaren Selbstfindungsprozess stecken, um ihre eigene Identität ringen, anderseits aber dadurch so verunsichert sind, dass sie dringend Orientierung und Zuspruch, Geborgenheit und Anerkennung brauchen. »Sie zelebrieren Coolness um jeden Preis, um emotional unangreifbar zu bleiben, gleichzeitig wollen sie in den Arm genommen werden«, so beschreibt die Verhaltensbiologin Gabriele Haug-Schnabel die heikle Gemütsverfassung.[16]

Die meisten jugendlichen Amokläufer in den USA, das ergaben die psychologischen Gutachten, seien Einzelgänger gewesen: nicht geschätzt, sozial beschämt. Ängste und Qualen entstehen im Gehirn, wenn man letztlich nirgendwo richtig dazugehört. Und hier müsste die Prävention bereits in der Schule stattfinden, die letzten Endes dafür zu sorgen hat, dass kein Kind zum ewigen Außenseiter wird.

Kurz- und langfristige Einflüsse aus der Umwelt

Wie weit sich persönliche Erfahrungen epigenetisch manifestieren können, wird auch an bestimmten Reaktionen deutlich, die wir alle kennen. Ein Beispiel: Wenn ein unangenehmer Arbeitskollege uns mobbt und dies uns Magenschmerzen verursacht – dann können wir sie auch bekommen, wenn wir lediglich sein Auto sehen, ohne dass die Person selbst anwesend sein muss. Die Epigenetik hat hier eine assoziative Brücke zwischen Gedächtnis und körperlichen Reaktionen gebaut. Enttäuschungen oder freudige Reaktionen, aber auch Unfälle können sich als Erfahrungen genauso in der Architektur unseres Genoms einprägen – und mitunter werden diese Prägungen auch an unsere Kinder und Kindeskinder weitergegeben.

In der Molekularbiologie versteht man zunehmend jene Mechanismen, über die sich die Umwelt und eigene Wahrnehmungen in der Genarchitektur für einen bestimmten Zeitraum manifestieren: Das CREB-Bindungsprotein verbindet zum Beispiel unser Gedächtnis und den Acetylierungsgrad bestimmter Gene. So verändern Angsteindrücke die Acetylierung in einer bestimmten Region (CA1-Region) des Hippokampus, wo das Gedächtnis lokalisiert ist.[17]

Ein anderes, ebenfalls natürlich vorkommendes Molekül greift auch in den epigenetischen Code, das Acetylierungsmuster und in das Gedächtnis ein – das Stickstoffmonoxid, das die Acetylierung zahlreicher Gene bewerkstelligt. Stickstoffmonoxid (NO) ist ein Gas, und es sorgt unter anderem dafür, dass sich unser Körper entspannen kann, wodurch letztlich die Durchblutung verbessert wird. Gebildet wird es bei sportlichen Aktivitäten in den Blutgefäßen. Möglicherweise erklärt dies ein bislang schwer interpretierbares Phänomen, dass nämlich körperliche Aktivität das Gedächtnis verbessert. Auch spannend: Stickstoffmonoxid wird auch beim Geschlechtsverkehr freigesetzt.

Irreversible Persönlichkeitsveränderungen

Schrittweise ortet man jene Gene, die bei schweren seelischen Traumen epigenetisch verändert werden und ein Leben lang Angstzustände verursachen. Das Antidepressivum Imipramin gehört zu den epigenetischen Medikamenten, die nicht nur als Psychopharmaka wirken, sondern die Genarchitektur wieder so normalisieren, dass Angstreaktionen ausbleiben.

Herbert Scheithauer, Professor für Psychologie an der Freien Universität Berlin (FU), ist davon überzeugt: Qualen und Ängste erreichen mitunter einen Punkt, ab dem irreversible Veränderungen in der Persönlichkeit eines heranwachsenden Menschen auftreten können. Dann ist, so die Hypothese, die epigenetische Prägung erfolgt. Denn die Irreversibilität von Reaktionen ist gespeichert – nicht nur im Gedächtnis, sondern auch in der Architektur der DNA. Die Zuwendungen, welche Neugeborene über Streicheln und Küssen benötigen, benötigt auch der heranwachsende Mensch, wenn die Geschlechtshormone zum letzten Mal den Umverpackungscode in einem größeren Umfang architektonisch verändern.[18]

Die epigenetische Kraft der Geschlechtshormone

Zwischen den Augen besitzen wir eine Drüse, die seit der Antike als Sitz des Lebens angesehen wurde – die Hypophyse. Der hintere Teil (Hypophysenhinterlappen) steht direkt mit verschiedenen Hirnarealen in Kontakt, der vordere Anteil (Hypophysenvorderlappen) steuert die fünf lebenswichtigen Systeme unseres Körpers: den Stoffwechsel, die Stress- und Immunabwehr, das Wachstum, das Stillen und natürlich – die Fortpflanzung.

Beide Teile greifen direkt oder indirekt in die unterschiedliche Verpackung der Gene ein. Nach dem derzeitigen Wissensstand registriert dieses zentrale Gehirnorgan zwischen beiden Sehnerven die Umwelt und setzt sie in den zweiten Code um – sie prägt epigenetisch. In den ersten Lebensjahren des Menschen werden die Gene der Hypophysenhinterlappenhormone geprägt und epigenetisch geformt, und diese Hormone sind das Oxytocin und das Vasopressin, wie bereits geschildert wurde (siehe Seite 45). Sie determinieren unter anderem Empathie, Bindungsbewusstsein, die Fähigkeit oder das Unvermögen,

Konflikte zu lösen, soziale Kompetenz zu entwickeln, Solidarität und Verantwortung für Mitmenschen. In der frühkindlich fixierten Form warten diese Hormone des Hypophysenhinterlappens regelrecht darauf, bis in der Pubertät die Hypophysenvorderlappenhormone zu »feuern« beginnen und einen biochemischen Orkan über die Keimdrüsen in die Genverpackungen hineintragen.

Doch das ist noch nicht alles: Die Hormone der Eierstöcke und Hoden treffen bei diesen Vorgängen auf die epigenetischen Spuren, die Oxytocin und Vasopressin in der Kindheit hinterließen. Zusammen holen sie sich aus dem großen Genom jene Gene heraus, die ab nun in spezifischer Weise aktiviert oder inaktiviert werden und das weitere Leben des Menschen begleiten.

War man früher davon überzeugt, dass Hormone lediglich in der Lage sind, über komplexe Reaktionskaskaden Gene ein- und auszuschalten, so weiß man heute, dass die Fortpflanzungshormone direkten Zugang zum Genom haben – also keine dazwischengeschalteten Relaisstoffe brauchen, wie das bei vielen Hormonen, zum Beispiel beim Insulin, der Fall ist.

Der direkte Zugriff zum Genom hat auch damit zu tun, dass die Geschlechtshormone wie auch Oxytocin und Vasopressin in der Evolution sehr alt sind. Die Keimdrüsenhormone gehören in die Klasse der Steroide, die heute noch in manchen Pflanzen vorkommen. Zu den Steroiden zählen unter anderem auch das Stresshormon Kortisol, das Vitamin D und die Schilddrüsenhormone.

Im Unterschied zu jüngeren Hormonen werden Steroide nicht an der Zellmembran angehalten, sondern segeln mit ihrem Rezeptor ungehindert durch eine Zelle, durchdringen dann deren Kernmembran und suchen sich im Zellkern einen geeigneten DNA-Abschnitt, an den sie andocken können. Mit im Gefolge führen sie eine epigenetische Maschinerie, die Acetylreste an jene Proteine heftet, über die der DNA-Faden gerollt ist.

Was dann passiert, ist Physik: Die Basen des Erbguts tragen eine negative Ladung in sich; auch der Acetylrest ist negativ polarisiert.

Wird er in unmittelbarer DNA-Nähe auf die Proteine gezwängt, stoßen sich die negativen Ladungen ab, die Basen des DNA-Fadens (siehe Seite 16) weichen so weit sie können aus, entblößen sich aus ihrer Verpackung und können damit leichter abgelesen werden.

Welche elektrischen Ladungen bestehen bleiben und welche sich wieder schließen, ist bislang unerforscht. Auf jeden Fall steht aber eines heute schon fest: Die Geschlechtshormone verändern die epigenetische Ordnung. Beginnen also Eierstöcke und Hoden ihre Hormone zu bilden, durchströmen den jugendlichen Körper plötzlich epigenetische Ingenieure, die zusätzlich zu ihrer Hormonwirkung Markierungen vornehmen, die manche Gene öffnen beziehungsweise schließen. Das Entscheidende daran ist, dass die Einflüsse der Geschlechtshormone in der Pubertät so groß sind wie in keiner anderen Lebensphase wieder und sich epigenetische Änderungen hier besonders fest arretieren – mit Auswirkungen, die weit bis ins spätere Leben reichen. Die gleiche Menge an Östrogenen vermag bei einer Vierzigjährigen vergleichbar geringe Änderungen zu bewirken.

Der epigenetische Stempel der dritten Prägephase

Doch auch andere Beispiele erhärten die Meinung, dass die Pubertät eine wichtige Prägephase ist. Panikattacken und Phobien treten bei Frauen nicht selten mit Beginn der Pubertät auf: Offenbar haben die Eierstockhormone im Gehirn bestimmte Gene so umgepackt, dass sie empfindlicher auf die Umwelt reagieren, Belastungen mit einem Schallverstärker wahrnehmen und unmittelbar seelische Turbulenzen entwickeln.[19]

Ähnliche Einflüsse auf das Gehirn gelten für die Migräne und für manche Formen der Schizophrenie: Auch sie beginnen häufig in der Pubertät und tragen damit den epigenetischen Stempel der dritten Prägephase. Mit Hormonen kann man den epigenetischen Code öffnen, möglicherweise kann man ihn mit ihnen auch wieder schließen, was eine hohe therapeutische Konsequenz hätte – ein visionärer Gedanke für zukünftige Forschergemeinschaften.

Hormone mit körperlicher und seelischer Prägekraft

Dass die Hormone der Pubertät das Aussehen der Kinder verändern, ist allein optisch nicht von der Hand zu weisen: Die Knochen wachsen in den Fugen zusammen und beenden ihr Wachstum, Schambehaarung, Bart und Brustknospen beginnen zu sprießen, Scheide, Hoden und Penis passen sich der Geschlechtsreife an, selbst die Stimmbänder verändern ihre Anatomie. Keine andere Hormongruppe kann derartige das Erscheinungsbild betreffende (phänotypische) Veränderungen hervorrufen. Die Geschlechtshormone greifen also direkt in das Wachstum des Körpers ein – und tun dies mit epigenetischer Nachhaltigkeit. Gleiches trifft auch auf viele Nervenreaktionen zu, die letztlich für die Psyche mitverantwortlich sind und das Kind zur geschlechtsreifen Frau beziehungsweise zum geschlechtsreifen Mann machen. Diese Prägephase bedürfte der besonderen Aufmerksamkeit unserer Gesellschaft, denn vieles kommt in diesem Lebensabschnitt endgültig auf die Schiene – oder läuft schief.

Unterschätzte Lebensphase

Die Pubertät ist wahrscheinlich die für die Prägung des späteren Lebens am meisten unterschätzte Lebensperiode des Menschen. Während man meist intuitiv ahnt, dass die Schwangerschaft für das künftige Leben wichtig ist, wie auch die Zuwendung in den ersten Lebensjahren eines Kindes, so ist die Bedeutung der Pubertät für das spätere Leben bislang noch wenig berücksichtig worden. Vielleicht liegt es auch daran, dass sich die Teenager von den Erwachsenen lösen und Identifikationsmuster suchen, über die so manche Eltern den Kopf schütteln. Oftmals ist in dieser Lebensphase das Verhältnis von Jugendlichen zu ihren Eltern gestört. Die Vater-Mutter-Kind-Idylle ist vorbei, stattdessen wird gestritten, provoziert, gewütet; nicht selten fließen Tränen in diesem komplizierten Zusammenleben.

Aber nicht nur Eltern vergessen, wie prägend die Zeit der Verselbstständigung ihrer Kinder für diese ist, auch in der Wissenschaft wird die Phase der »Reifeprüfung« noch vielfach ignoriert. Dabei hat sie enorme Auswirkungen auf den Menschen. Und es ist davon auszugehen, dass die Pubertät die letzte große Prägephase ist, in der eine Anpassung an die Umwelt, an Stresssituationen möglich ist – und die das Gesamtleben eines Menschen beeinflusst. Dass heißt nicht, dass nicht auch im weiteren Verlauf des Lebens epigenetische Veränderungen stattfinden können, doch sie kommen dann nicht mehr in dieser Offenheit vor. Zudem sind sie für die generationsübergreifenden Veränderungen weniger maßgeblich. Es hat sich nämlich gezeigt: Je früher epigenetische Veränderungen stattfinden, umso eher werden sie weitergegeben, da die Keimzellen noch offen sind. Es ist davon auszugehen, dass Umverpackungen im späteren Leben kaum noch Auswirkungen auf die Keimzellen haben.

Ein Tsunami im Gehirn

Noch gibt es viel zu wenige generationsübergreifende Studien über Kinder und Jugendliche, die deutlich machen, was in dem Alter passiert, in dem die Schule nervt, Eltern nur noch als peinlich empfunden werden und das Leben auf einmal als fürchterlich mühselig erscheint. Langzeitaufzeichnungen der elektrischen Aktivität des Gehirns (Elektroenzephalografie, EEG) deuten in die Richtung, dass sich während der Pubertät tatsächlich ein Tsunami im Gehirn abspielt: Was an neuronaler Kondition in der Kindheit noch funktionierte und dann im Erwachsenenalter völlig selbstverständlich ist, scheint in der Phase des Heranwachsens massiv durcheinanderzugeraten. Die endgültige Reifung der Großhirnfunktion geht in der Zeit des Erwachsenwerdens »mit einer vorübergehenden Destabilisierung kortikaler Netzwerke« einher, wie Forscher von der Washington University of Medicine in St. Louis herausfanden.[20] Das kann verdeutlichen, warum es zu Auswüchsen und Aggressionen bei den Jugendlichen kommt, nicht aber, dass es unbedingt so sein muss.

Erschreckend erscheint diese Langzeitwirkung, wenn man sich bewusst macht, dass sich die Belastbarkeit und Stressanfälligkeit heranwachsender Jungen und Mädchen in den letzten Jahrzehnten auch noch geändert hat: Die Belastbarkeit wird geringer, die Stressanfälligkeit nimmt zu. Immer mehr Kinder und Jugendliche werden heute psychisch und psychologisch betreut, sie leiden unter Burn-out-Symptomen und Panikattacken.[21] Dazu kommen die zunehmenden Gewalttätigkeiten unter Jugendlichen, wie Diebstahl, Erpressung, Körperverletzung oder jene schon erwähnten Amokläufe an Schulen. Neben dieser sozialen Verrohung hat sich eine sexuelle Verwahrlosung entwickelt, die sich in ihrer extremsten Ausformung in »Gang-Bang-Gruppen« zeigt. Männliche Jugendliche fallen als Bande über ein Mädchen her, wobei das noch mit dem Handy gefilmt und verbreitet wird. Mit Liebe und Sexualität hat das nichts mehr zu tun, mit einem heimlichen Händchenhalten in der Pubertät erst recht nicht. Lehrer, Sozialpädagogen, Erziehungswissenschaftler, Hirnforscher, Therapeuten und Sexualwissenschaftler sprechen bei diesem Phänomen von Pornografie. Wohlbemerkt: Diese Menschen sind keine Kirchenmänner und verklemmten Spießer.

Aber wie gesagt, es muss nicht so sein. Eine Langzeitstudie aus Schweden hat demonstriert: Je beliebter ein Kind unter Gleichaltrigen ist, umso gesünder ist es offenbar später als Erwachsener. Die Forscher aus Stockholm verfolgten die Entwicklung von rund 14.000 Kindern, die 1953 zur Welt kamen. Als sie dreizehn Jahre später die sechste Klasse besuchten, wurden sie nach ihren Freundschaften, nach Cliquenzugehörigkeiten und Anerkennung gefragt. Rund viertausend Schüler gaben an, sie würden sich von Gleichaltrigen wenig akzeptiert fühlen, nur wenige oder sogar keine Freunde haben. In den folgenden dreißig Jahren registrierten die Wissenschaftler immer wieder den Gesundheitszustand ihrer Probanden, die nun langsam in die Jahre kamen. Mit einer deutlichen Erkenntnis: Erwachsene, die als Kinder ausgegrenzt waren, die Aschenbrödel, Mauerblümchen oder seltsamen Vögel, litten neunmal häufiger unter Herzkrankheiten und viermal mehr an Diabetes als diejenigen, die allseits beliebt waren. Auch Verhaltensstörungen und psychische Erkrankungen traten bei den Außenseitern doppelt so häufig auf.

Wie viel Prügel ein Jugendlicher in der Pubertät bekommt, wie viel Lob von seiner Clique – alles schreibt sich in das außer Kontrolle geratene Gehirn ein und ist wohl nur über eine epigenetische Imprägnierung erklärbar. Mit den Instrumenten der Acetylierung und der Methylierung wird in der Pubertät zum letzten Mal in einem großen Maßstab die Umwelt vermessen und der Mensch über den veränderten Verpackungscode für das weitere Leben umprogrammiert.

Herangezüchtete produktive Erwachsene

Die Schriftstellerin Anna Katharina Hahn hat im Rahmen einer Artikelserie in der *FAZ*, die den Titel »Die Zukunft des Kapitalismus« trug, ein fiktives Gespräch mit dem ebenso fiktiven Professor namens Johannes Haarer, Leiter des Maturitas Instituts in Berlin-Dahlem, im Jahr 2077 geführt. In ihrem Artikel »Die Abschaffung der Kindheit« hat sie deutlich gemacht, was eine reale Bedrohung ist – dass wir uns angesichts von Klimakatastrophen und aufeinanderfolgenden Wirtschaftskrisen eine Kindheit nicht mehr leisten können: »Die ersten Lebensjahre, dann die Pubertät – das alles sind Zeiten des absoluten Leerlaufs, hier wird nichts geleistet, nichts erwirtschaftet.«[22]

Anstatt sich um diese wichtigen Prägephasen intensiv zu kümmern, tendieren wir dazu, diese zu überspringen, um produktive Erwachsene heranzuzüchten – so schon der Zeitgeist von heute.

Krieg, Vergewaltigung und Terroranschläge – kollektive prägende Erfahrungen

Posttraumatische Störungen sind aber nicht nur auf einzelne Personen zu beziehen und als individuelle Schicksalsschläge zu begreifen. Der epigenetische Knopf kann auch gedrückt werden, wenn diese Störungen auf globaler Ebene wirken. Gemeint sind damit Massenphänomene. Krieg oder eine Hungerepidemie oder ein Terroranschlag können ein kollektives Trauma sein, das sich ebenfalls über Generationen hinweg festschreiben kann (siehe auch Seite 56 bis 59).

Viele Soldaten erleiden durch ihre Kriegseinsätze posttraumatische Störungen. Das war besonders in Vietnam so, in den Golfkriegen, jetzt steigen auch die Zahlen der Erkrankten in Afghanistan. Oft erst Jahre nach ihrer Rückkehr in die Heimat wurden und werden sie auffällig. Bei einstigen Soldaten, die in den Golfkriegen eingesetzt waren, stieg die Selbstmordrate um mehr als das Doppelte an; depressive Schübe, Angst und Panikattacken, Schlaf und Konzentrationsstörungen sowie Herzrhythmusstörungen traten vermehrt auf. Die Medizin hat diese posttraumatischen Verhaltensstörungen zur Kenntnis genommen, aber ohne das Ausmaß der wahren Hintergründe zu kennen: dass sich nämlich die schrecklichen Ereignisse des Krieges auch in der Verpackung der Stressbewältigungsgene wiederfinden könnten, in den genetischen Steuerungseinheiten des vegetativen Nervensystems und des Gehirns. Zumindest ist auch hier eine Umverpackung anzunehmen. Doch auch wenn diese posttraumatischen Störungen zweifellos lange Zeit nachwirken, so sind epigenetische Veränderungen besonders in den ersten Lebensjahren prägend.

Der Neuroendokrinologe Jonathan Seckl von der University of Edinburgh untersuchte Kinder, deren Mütter sich als Schwangere während der Terroranschläge vom 11. September 2001 in der Nähe des New Yorker World Trade Centers befanden. Als diese Kinder ein Jahr alt waren, konnte man bei ihnen einen wesentlich niedrigeren Kortisolspiegel feststellen als bei Gleichaltrigen, deren Mütter keiner solchen Stresssituation ausgesetzt waren.[23] Es wird auch hier angenommen, dass sich eine Umverpackung im Hypothalamus durch die Methylierung von Kortisolrezeptoren stattgefunden hat (siehe Seite 107 ff.).

Womöglich ist auch durch den zunehmenden globalen Stress der Mütter ein großer Anteil von Kindern an den Schulen zu erklären, die abhängig von dem Medikamentenwirkstoff Methylphenidat (zum Beispiel Ritalin®) sind. Sie könnten unter dem Zappelphilipp-Syndrom ADHS leiden, weil Kinder, die im Mutterleib gestresst werden, weniger gut in der Lage sind, später mit Konfliktsituationen umzugehen und diese zu verarbeiten (siehe Seite 107 ff.).

Die Macht des Sonntagsbratens

Die Umwelt-Gen-Interaktion bezieht sich aber nicht nur auf die Erfahrungen, die ein Kleinkind oder ein Pubertierender macht, sondern auch auf das, was der Mensch isst. Einer der wenigen, die beim Menschen nachgewiesen haben, dass eine epigenetische Prägung weitervererbt werden kann und diese auch noch mit der Pubertät in Verbindung steht, die ich gerade angesprochen hatte, ist der schwedische Mediziner Gunnar Kaati. Er und sein Kollege Lars Olov Bygren haben ein epigenetisches Aus- und Abschalten bei den Bewohnern in Överkalix feststellen können – und zwar aufgrund der Speisen, die bei ihnen auf den Tisch kamen.

Överkalix klingt wie ein imaginäres Dorf aus Asterix und Obelix oder aus einer nordischen Saga, liegt aber ganz real im Norden Schwedens. Hier fanden die Wissenschaftler Gesundheitsakten, die es ihnen ermöglichten, lückenlos einen Nachweis über die Auswirkungen von Nahrungsmitteln zu führen, und zwar über einen Zeitraum von über hundert Jahren. Das war sensationell, denn zum ersten Mal hatte man drei Generationen, die man untersuchen konnte. In mühseliger Kleinarbeit werteten sie also die Daten aus, und ihr Tun war von Erfolg gekrönt: Sie konnten zeigen, dass der Großvater durch seinen Lebensstil einen Einfluss darauf hat, wie sich sein Enkel entwickelt.

Opa soll durch den Genuss von Sonntagsbraten und dem einen oder anderen Krug Bier so viel Macht über das Wohlleben über die Kindeskinder Ole und Knut haben? Richtig. Um diesen Gedanken wasserdicht zu machen, analysierten Kaati und Bygren die sehr gut geführten Gesundheitsakten von 239 Överkalixern, die 1890, 1905 und 1920 zur Welt kamen. Zudem fragten sie nach, wann die jeweiligen Eltern und Großeltern geboren wurden. Zusätzlich gingen in das Datenmaterial aber auch die Ernteerträge ein, die man im 18. und 19. Jahrhundert in dieser Region erwirtschaftet hatte. So ließ sich am Ende relativ genau bestimmen, wann die Överkalixer Essen im Überfluss hatten und wann sie kürzer treten mussten.

Das Ergebnis der Studie machte weltweit Furore: Jeder männliche Överkalixer mit einem Vater oder Großvater, der kurz vor der Pubertät an einem reich gedeckten Tisch sitzen konnte, musste diesen üppigen Genuss büßen: Ihr Leben war kürzer als das ihrer Nachbarn, und sie litten häufiger als diese unter Übergewicht, Diabetes und Herz-Kreislauf-Erkrankungen. War statt einer kalorienreichen Tafel in dieser Zeit aber Darben angesagt, und musste der Gürtel enger geschnallt werden, dann hatte der letzte in der Dreier-Generationenkette nur wenig mit Krankheiten zu kämpfen.

Vom Großvater bis zum Enkel

Warum traf das aber nur auf die männlichen Nachkommen zu und nicht die weiblichen? Nicht von ungefähr hatten sich die schwedischen Forscher auf die Zeit kurz vor der Pubertät konzentriert. Sie gingen davon aus, dass genau in dieser Phase die männlichen Keimzellen heranwachsen. Anscheinend sind sie in diesem Reifungsprozess offen für epigenetische Modulationen, indem sie Informationen aus der Umwelt, aus der Ernährung aufnehmen und über die Keimdrüsen und damit über die Spermien vom Großvater bis zum Enkel weitervererbt werden. Bei Mädchen ist diese Vorphase der Pubertät weniger entscheidend, weil die Entwicklung ihrer Keimzellen im Mutterleib und kurz nach der Geburt stattfindet.

Das dies so ist, beweist eine andere Studie. Auch hierbei wurde offenbar, wie eine schicksalhafte Umwelt ihre Spuren in den nachfolgenden Generationen hinterlassen hat. Im Spätherbst 1944 holte das NS-Regime zu einer weiteren ihrer vielen unmenschlichen Aktionen aus. Die Temperaturen waren für die Jahreszeit viel zu niedrig; vielleicht war das der Grund, warum man auf die schreckliche Idee kam, ein ganzes Land, nämlich Holland, von jeglicher Nahrungsversorgung abzuschneiden. Die Strafaktion dauerte sechs Monate und stürzte die Niederländer in eine entsetzliche Not. Zwar wurden während der Blockade weiterhin Essensmarken verteilt, aber man konnte mit ihnen nichts einkaufen. Hatte man Glück, hielt man sich mit Suppen, die aus

Kartoffelschalen gekocht wurden, über Wasser. Die Bilanz war verheerend: Rund 20.000 Menschen starben an Unterernährung oder damit verbundener Folgen. Besonders gelitten haben damals Schwangere und Mütter mit ihren Kindern.

Die weibliche Dreier-Generationenkette

Die holländische Ärztin Tessa Roseboom von der Universitätsklinik Amsterdam entdeckte in den Archiven eines Krankenhauses die Geburtsaufzeichnungen aus der Zeit der Hungersnot. Sofort erkannte sie, dass durch diese die Folgen extremer Unterernährung auf schwangere Frauen und ungeborene Babys erstmalig über einen längeren Zeit verfolgt werden konnten. Über Jahre machte sie Mütter und Kinder von damals ausfindig, fragte nach ihren Krankheiten und Lebensformen und verglich die heutigen Ergebnisse mit den damaligen.

Tessa Roseboom berichtet über ihre Beobachtungen: »Es zeigte sich, dass die Babys, die die Hungersnot im Mutterleib miterlebt hatten, im Alter zwischen fünfzig und sechzig Jahren häufiger krank waren. Sie litten doppelt so oft an Herz-Kreislauf-Erkrankungen und hatten häufiger Brustkrebs und Übergewicht. Und zu unserer Überraschung litten auch deren Kinder unter einem höheren Krankheitsrisiko – obwohl die Mütter während der Schwangerschaft genug zu essen hatten ... Eine Hungersnot kann beim Embryo Gene an- oder ausschalten – und so steigt das Krankheitsrisiko.«[24]

Damit war die Katastrophe aber noch nicht beendet. Es stellte sich auch heraus, dass weibliche Jugendliche – und nur diese – von Müttern, die in diesem Hungerwinter schwanger waren, ein deutlich erhöhtes Risiko hatten, von Kokain oder anderen Rauschmitteln abhängig zu werden. Die mütterliche Belastung wurde über den epigenetischen Verpackungscode an die Kinder weitergegeben – unabhängig von den Genen, die bereits bei der Empfängnis programmiert wurden. Anscheinend wurde in den ausgezehrten Babykörpern lebenslang die Information gespeichert, wie mit der kaum vorhandenen Nahrung umzugehen ist.

Diese beiden Untersuchungen, die sich auf Menschen beziehen, sind deshalb so spektakulär, weil es selten die Chance gibt, auf eine solch gut dokumentierte Datenlage zurückgreifen zu können. Meist sind die Datensätze über Generationen hinweg so lückenhaft, dass selbst bei größter detektivischer Kleinarbeit keine Zusammenhänge als wissenschaftlich gesichert angenommen werden können und eine transgenerationale Weitergabe von auftretenden aktuellen Problemen nahelegen. Immerhin wurde durch sie deutlich, dass die Natur einige Fenster offen gehalten hat, durch die der epigenetische Code auch für spätere Generationen geformt werden kann und in unseren Körpern wie ein zweites Gedächtnis funktioniert.

Das Wonneproppen-Syndrom

Vom Untergewicht wieder zurück zum Übergewicht: Dieses Problem entwickelt sich in vielen westlichen Ländern zu einer nationalen Katastrophe. Die Överkalix-Studie hat gezeigt, dass eine gute Ernährung des Großvaters zu einem mopsigen Enkel führen kann. Aber auch korpulente Schwangere können propere Babys zur Welt bringen, die ebenso lebenslang mit den Folgen zu kämpfen haben: mit Übergewicht und Herz-Kreislauf-Schwierigkeiten.

Der Grund liegt darin, dass diese werdenden Mütter meist eine vorübergehende Zuckerkrankheit entwickeln und dabei ein Zuviel an Glukose produzieren. Lebt das Baby im Mutterleib auf einer Insel der Seligen, in einem süßen Eldorado, muss es im späteren Leben für diese Stoffwechselirritation büßen: Der Zuckerüberschuss wird vom Kind dann als selbstverständlich angesehen. Ein Schokoriegel nach dem anderen kann verdrückt werden, ohne dass sich ein Sättigungsgefühl einstellt. Das hat also nichts mit Willensschwäche, Haltlosigkeit oder mangelnder Kontrollfähigkeit zu tun, sondern mit einer frühen Prägung im Mutterleib.

Bislang wurde dieser Zusammenhang erst – wie so oft – an Ratten getestet. Andreas Plagemann, Mediziner an der Berliner Charité, hat den Nachwuchs von zuckerkranken Nagern untersucht, die hemmungslos alles in sich hineinstopften, was sich ihnen bot. Ähnlich wie Moshe Szyf entnahm er diesen Rattenjungen Gewebeproben aus dem Hypothalamus und verglich sie mit einer Kontrollgruppe, die nicht zügellos Nahrung aufnahm.

Das Ergebnis: Die nimmersatten Nager wiesen deutlich weniger Nervenzellen auf, hatten also weniger Möglichkeiten, Sättigungssignale zu den entsprechenden Gehirnarealen zu transportieren – ein Vorgang, der epigenetisch gesteuert wird (siehe Seite 17). Dabei mussten die Ratten aber nicht mal zuckerkrank sein, schon bei einem massiven Übergewicht trat dieses Phänomen auf. Plagemann rät deshalb allen Frauen, die Mütter werden wollen, »vor einer Schwangerschaft Normalgewicht zu erreichen«.[25]

Darüber hinaus sind mopsige Babys anscheinend auch einem überhöhten Krebsrisiko ausgesetzt. Die amerikanische Epidemiologin Karin Michels hat an der Harvard Medical School in Boston nachgewiesen, dass Säuglinge, die bei der Entbindung überdurchschnittlich viele Gramm auf die Waage brachten, fast ein doppelt so hohes Risiko als normalgewichtige Neugeborene aufweisen, im späteren Leben an Krebs zu erkranken.[26]

Anscheinend reagiert das Baby auf die ständige Zuckerflut im Mutterleib mit einer vermehrten Ausschüttung von Insulin. Und dieses Hormon reduziert nicht nur den Blutzuckerspiegel, sondern es ist während der frühkindlichen Entwicklung entscheidend für das Ausschütten von wachstumsähnlichen Faktoren. Übermäßiges Wachstum wiederum, so wird vermutet, fördert die Disposition zum Wuchern von Krebszellen (siehe Seite 107).

Aber auch wenn ein Kind untergewichtig zu Welt kommt und die Mutter es in den ersten Lebensjahren überfüttert, kann das Dicksein in dieser Prägephase epigenetisch so fixiert werden, dass es das ganze Leben erhalten bleibt (siehe Seite 102 ff.). Laut dem *The New England Journal of Medicine* vom April 2010 sind dies eindeutig nachgewiesene »epigenetische Effekte«.[27]

Übergewicht als nationale Katastrophe

Zukünftige Mütter können auf ihr Gewicht achten, aber was kann die Gesellschaft gegen einer Übernährung von Säuglingen tun? Die amerikanische First Lady, Michelle Obama, rief im Februar 2010 das Projekt »*Let's move*« im Weißen Haus aus, eine Kampfansage gegen Übergewicht in der Kindheit. In dieser Kampagne betonte sie, dass »Süßigkeiten und Eis, Burger und Fritten« zwar zu einer glücklichen Kindheit gehören, aber ein Übermaß davon mit Spätfolgen verbunden ist. Michelle Obamas Ziel ist es, dass übergewichtige Kinder nicht als zweitklassige Menschen angesehen werden, sie möchte Väter und Mütter wachrufen, auf die Ernährung der Kleinen zu achten. Übergewichtige Kinder sollen nicht, wenn sie an den Spätfolgen erkranken, die Eltern und die Gesellschaft anklagend fragen: »Warum habt ihr uns nicht geholfen, als wir noch eine Chance hatten?«[28]

Es gibt bei den epigenetischen Prozessen im späteren Leben eines Menschen Korrekturmöglichkeiten, angesichts der Komplexität dennoch nur begrenzt. In Zukunft wird die Frage nach der Schuld wohl unvermeidlich sein. Und schon ist die Mutter einem neuen Stress ausgesetzt, nämlich dem, ob sie alles richtig macht.

Deshalb ist ein Projekt wie das von der amerikanischen Präsidentenehefrau notwendig, denn etwa ein Drittel der amerikanischen Kinder zwischen zwei und fünf Jahren sind stark übergewichtig, mit der Aussicht, dass sich epigenetische Ausprägungen von Stoffwechselregulatoren im späteren Leben äußerst ungünstig auswirken.

In Deutschland sieht es nicht viel besser aus. Laut einer Studie der Bundeszentrale für gesundheitliche Aufklärung sind rund 15 Prozent aller Kinder zu dick (rund zwei Millionen), wobei sich diese Zahl in den letzten fünfzehn Jahren verdoppelt hat. Man kann hier von einer Epidemie sprechen, die die Tendenz hat, sich dramatisch auszubreiten. Was eine solche Entwicklung für die Zukunft bedeutet, kann jeder sofort nachvollziehen: ein Explodieren der Gesundheitskosten. Trotz einer Spitzenmedizin auf höchstem Hightechniveau werden die Men-

Die gesunde Elite – die kranke Masse

Noch wird allgemein angenommen, dass der Mensch immer länger lebt. Doch das muss nicht stimmen – gerade dann nicht, wenn sich seine Kalorienzufuhr ständig erhöht. Der amerikanische Arzt Roy L. Walford startete im Jahr 1991 sein Projekt »Biosphäre 2«: Zwei Jahre lang versorgten sich die Teilnehmer in einer künstlich geschaffenen Welt selbst. Doch der Ertrag aus dem Eigenanbau war nicht ausreichend, sodass die Projektteilnehmer permanent hungerten. Trotzdem stellte Walford eine auffällige Verbesserung ihres Gesundheitszustands fest. Das veranlasste ihn zu der These (die er auch anhand von Mäuseexperimenten nachweisen konnte): Wer weniger isst, lebt länger.

Angesichts von immer mehr übergewichtigen Kindern könnte dieses Szenario Wirklichkeit werden: Die Gesellschaft klafft nicht nur in »arm« und »reich« auseinander, sondern in eine gesunde und gesundheitsbewusste Elite, die lange lebt, und in eine konsumierende breite Masse, die ein wesentlich kürzeres Dasein hat. Da Eigenschaften der eigenen Kinder oder Kindeskinder in besonderem Maße auch von der Ernährung abhängen können, sollte dieses Thema noch stärker als zuvor in das Bewusstsein der Menschen gerückt werden.

schen hierzulande nicht gesünder. Und es ist anzunehmen, dass die nachfolgenden Generationen mit diesen Krankheiten auch nicht unbedingt leistungsfähig sind.

Wir setzen die Gesundheit unserer Kinder aufs Spiel

Durch unseren technischen Fortschritt werden wir in den nächsten Jahrzehnten nicht nur unsere Natur gefährden und mit dem Problem des Klimawandels konfrontiert werden, sondern wir setzen obendrein auch die Gesundheit unserer Kinder aufs Spiel. Medizinische Errungenschaften könnten dann nicht mehr helfen, wenn wir unsere Babys überfüttern und wenn immer mehr Babys per Kaiserschnitt auf die Welt kommen, der ebenfalls mit einem höheren Risiko von Immunkrankheiten im erwachsenen Alter assoziiert wird (siehe Seite 139).

Provokant gesagt: Die Hochrechnungen über unsere Lebenserwartungen stimmen möglicherweise gar nicht mehr. So wird vom Rostocker Zentrum zur Erforschung des Demografischen Wandels angenommen, dass heute geborene Menschen eine durchschnittliche Lebensdauer von rund hundert Jahren haben. Ob das bei einer epigenetisch belasteten Jugend auch tatsächlich so sein wird, ist fraglich. Die veränderten Genverpackungen können lebensverkürzend sein.

Indien oder Japan – wo lebt es sich gesünder?

Erstaunlich ist ein Phänomen auf dem Gebiet der Ernährung, das mit dem Wohnort zusammenhängt: Es gibt Länder, in denen gewisse Erkrankungen kaum vorkommen, die woanders aber gehäuft auftreten. Ändern die Bewohner jedoch den Wohnsitz und ihre gesamte Lebensweise (einschließlich der Lebensmittel), dann passen sich deren Kinder der Krankheitshäufigkeit des jeweiligen Gebiets an. Aus dieser Beobachtung zog die Medizin den Schluss, dass es offensichtlich in der Ernährung Substanzen gibt, die die nächste Generation prägen, die deren epigenetischen Code modulieren. Genetische Faktoren konnten deshalb nicht dafür verantwortlich gemacht werden, da der Zeitraum für eine Mutation viel zu gering ist.

Epigenetische Medikamente aus dem Darm

Abhängig davon, wo wir wohnen, wird unsere Nahrung von geografisch unterschiedlichen Darmbakterien weiterverarbeitet. Diese Bakterien bieten damit einen besonderen regionalen Schutz gegen Erreger, die auf diese Weise im Darm so verdrängt werden, dass sie sich gar nicht erst ansiedeln können. Wer aus einem anderen Erdteil anreist, bringt diesen Schutz nicht mit. Darmbakterien, bislang unterschätzt, sind darüber hinaus jedoch auch Architekten unserer Genanordnung.

Nehmen wir eine faser- und zellulosereiche Nahrung zu uns, kann das Heer der Darmbakterien – Alexander der Große oder Napoleon hätte sich gefreut, wenn ihnen in gleicher Anzahl Soldaten zur Verfügung gestanden hätten – diese weiter verwerten und aus ihnen Butyrate produzieren, das sind Abkömmlinge der Buttersäure. Sie dienen einerseits der Energiegewinnung, vermögen andererseits aber auch Acetylreste von den Proteinen zu entfernen, um die sich der DNA-Faden wickelt. So stellen sie bestimmte Gene ruhig. Butyrate verhindern auf diese Weise zum Beispiel die übermäßige Produktion von Entzündungsförderern (Interleukinen), weshalb man mit diesem Kunstgriff auch schwere Darmentzündungen lindern kann.

Dass sich der Körper in seinem Darm epigenetisch wirksame Medikamente herstellen kann, ist eine neue Erkenntnis. Oder vielleicht ist sie gar nicht so neu: Die chinesische Medizin geht seit Jahrtausenden davon aus, dass man dreimal am Tag seinen Körper verändern kann – nämlich dann, wenn man seine Mahlzeiten zu sich nimmt. Man ist im wörtlichsten Sinn das, was man isst. Die westliche Medizin sah die Nahrung vor allem unter dem Aspekt der Energiezufuhr, dass sie aber auch im Genumbau Spuren hinterlässt und epigenetische Veränderungen ankurbelt, wird den Medizinern erst langsam bewusst.

Jeden Tag Soja?

Soja gehört zu den Nahrungsmitteln, die Methylierungen an den DNA-Strängen konkret modulieren. Es enthält Genistein, eine in Pflanzen vorkommende östrogenähnliche Substanz. Sie wirkt während der Geschlechtsreife in der menschlichen Brustdrüse und in der Prostata als »Mediator« für Östrogene und Testosteron, das heißt, sie schwächt die Wirkung der natürlichen Hormone ab. Dies erklärt wahrscheinlich das unterschiedliche Auftreten hormonabhängiger Karzinome in einzelnen Kontinenten. Im Unterschied zu Europa und den USA kommen Brust- und Prostatakrebs in jenen Teilen Asiens verhältnismäßig selten vor, in denen viel Soja verzehrt wurde und wird. In Studien zeigte sich, dass die Kinder von Asiaten, die Soja als tägliche Grundnahrung zu sich nahmen und beispielweise nach Hawaii zogen und sich den amerikanischen Essgewohnheiten anpassten, auf einmal eine viel höhere Erkrankungsrate bei diesen beiden Tumorarten hatten. Die Nahrung wirkt sich hier nicht nur epigenetisch auf den einzelnen Menschen aus, sondern auf eine ganze Nation.

Aufgrund dieser Erkenntnis wird in unseren Breitengraden der Konsum von Soja zur Prävention von Krebs empfohlen, was allerdings von Medizinern unterschiedlich eingeschätzt wird. Eines scheint allerdings unwidersprochen zu sein: Wird der Modulator des epigenetischen Bauprogramms, das Genistein, bereits in der Pubertät als Nahrungsmittel verwendet, sinkt im späteren Leben die Wahrscheinlichkeit hormonabhängiger Malignome. Dies würde auch eine völlig neue Perspektive der »Krebsvorbeugung« ergeben, die jedoch schon in der dritten Prägephase, in der Pubertät, angeboten werden müsste.

In Indien – ein anderes Beispiel für nationale epigenetische Programmierung durch ländertypische Essgewohnheiten – gibt es, prozentual gesehen, die häufigsten Diabetes-Typ-II-Erkrankungen. Zugleich findet man dort auch den höchsten Mangel an Vitamin B12, einem epigenetisch wirksamen Vitamin. Fehlt dieses, behindert es die embryonale Entwicklung der Bauchspeicheldrüse.

Grüner Tee – Umbauarbeiten an den Genen

Dass grüner Tee gesund ist, ist der Medizin seit langem bekannt, dass er aber unsere Genstruktur verändert, ist eine Erkenntnis neueren Datums. Und wenn man ihn kollektiv trinken würde, könnte man möglicherweise eine ähnliche Wirkung wie bei Soja erzielen.

Unser Leben hängt manchmal nicht nur am seidenen Faden, sondern auch an dem der DNA. Dieses Knäuel hat eine besondere Statik, die sein Kollabieren verhindert. Dafür werden Stabilitätsmarker verwendet, epigenetisch wirkende Methylgruppen. Leider lagern im Alter immer weniger Methylgruppen an der DNA, denn dadurch leiden die

Chromosomen, sie brechen mitunter und erzeugen in der Zelle Fehlleistungen, auch Krebs (siehe Seite 172). Das Epigallocatechingallat ist jener Bestandteil des grünen Tees, das diesen Chromosomenkollaps stoppt, es erneuert die verloren gegangenen Methylgruppen und repariert so Genstrukturen. Es ist auch einer der wenigen Substanzen, die sich als epigenetisches Medikament in klinischen Studien befinden.

Also: Wer grünen Tee trinkt, regt nicht nur die Verdauung an und erhöht leicht seine Konzentrationsleistung, sondern leitet zugleich Umbauarbeiten an der DNA ein. Wenn für die Immunabwehr zuständige Proteine vom Körper nicht mehr abgebaut werden, sondern sich als unauflösliche Fäden zusammenklumpen und im Gewebe lebenswichtiger Organe, vor allem in Herz und Nieren, einlagern, verdicken sich diese. Die Organe werden so verhärtet und sind in ihrer Funktion beeinträchtigt. In der Fachsprache nennt man das Amyloidbildung – und auch diese kann durch grünen Tee verringert werden.

Amyloide spielen auch bei anderen schweren Erkrankungen eine große Rolle, so bei der Nervenkrankheit Chorea Huntington, bei Alzheimer, Parkinson oder Lymphomen. Im Amyloidose-Zentrum der Universität Heidelberg wie auch in amerikanischen Mayo-Kliniken laufen Versuchsreihen mit Epigallocatechingallat.

Fasten für einen neuen Bauplan

Ohne es zu wissen, haben die großen Religionen in ihren Geboten eine »Anleitung zur epigenetischen Therapie«, wenn sie ihren Gläubigen das Fasten verordnen.

Erreichen nur wenige Nahrungsmittel unseren Körper, wird großzügig »deacetyliert«, das heißt, viele Genprogramme verstummen, um Energie zu sparen, gleichzeitig wird diese Ruhigstellung zur Genreparatur genützt. Als geniale Sensoren des Energiezustands werden jene Wasserstoffatome benützt, die bei der Verdauung der Nahrungsmittel freigesetzt werden. Sind viele Wasserstoffatome vorhanden, so spricht dies für gute Ernährung. Sind die Ressourcen jedoch knapp, so wird automatisch weniger Wasserstoff produziert. Der Körper registriert in Form dieses »Ernährungsgedächtnisses«, dass nur wenig Energie zur Verfügung steht. Augenblicklich werden sogenannte Sirtuine angeworfen, evolutionär sehr alte Enzyme, die in den letzten Jahren immer stärker als eine neue Option für die Krebstherapie in den Fokus medizinischer Forschung rückten. Die Sirtuine beginnen nun, den DNA-Faden umzupacken.

Ewiges Fasten würde zum Hungertod führen, weshalb es notwendig ist, dass nach einer Zeit der Ruhe die DNA wieder zu arbeiten anfängt. Hierzu benötigt werden wiederum Acetylreste, um Gene in ihren aktiven Zustand umzuverpacken. Perfekt eignen sich dazu sogenannte Sulphoraphane, das sind wiederum Acetylspender, die in Brokkoli und Kohlsprossen vorkommen. Die Pflanzenextrakte regen die Immunzellen des Blutes an, indem sie an die über die DNA gespulten Proteine Acetylreste hängen. Darüber gibt es auch experimentelle Daten: Drei Stunden nach dem Verzehr von Brokkoli tritt die Hemmwirkung auf, manche Gene arbeiten dadurch mehr, die Wirkung bleibt für ungefähr vierundzwanzig Stunden erhalten.

Knoblauch wiederum beginnt etwa vier Stunden nach dem Verzehr zu wirken und entwirrt die Ableseregionen von wichtigen Antikrebsgenen (etwa p21 oder p53) – ein Effekt, der mehrere Tage anhält.

Die Pille, Wiener Abwässer und andere Störfaktoren

Ein Mitarbeiter unserer Klinik, Peter Frigo, hatte bereits Mitte der Neunzigerjahre eine ungewöhnliche Idee: Ausgangspunkt seiner Überlegungen war, dass viele Frauen die Antibabypille am Abend einnehmen, deren Bestandteile (zum Beispiel Ethinylöstradiol) über den Urin ausgeschieden werden. Dabei handelt es sich um künstliche Hormone, die eine lange Halbwertszeit besitzen und die man im Urin nachweisen kann. Von ihrer chemischen Formel her sind sie relativ stabil, immerhin halten sie der Magensäure stand. Demnach müssten sie eigentlich, so dachte er, auch in den Abwässern aufzuspüren sein.

Der Kollege machte sich daher auf den Weg nach Simmering, wo die Abwässer der meisten Wiener Gemeindebezirke gesammelt und entsorgt werden. Dort angekommen, begann er, aus ihnen Proben zu entnehmen. Richtig ernst genommen hatten manche von uns das Projekt nicht, allerdings änderte sich das schlagartig, als das Labor die ersten Resultate ausdruckte: Tatsächlich stieg der Ethinylöstradiolspiegel in der Kläranlage vormittags steil an, offensichtlich, wenn der Morgenurin aus ganz Wien eintraf. Seine Resultate publizierte Frigo in den Tagungsberichten des österreichischen Bundesumweltamts.[29]

Auch wenn es sich bei dieser Untersuchung um Abwasser handelte, das nicht getrunken wird, so ist dennoch fraglich, ob dieses tatsächlich geklärt wird und ob nicht doch ungeklärtes Wasser in unsere Flüsse gelangt – und damit Östrogene in unsere Nahrungskette. Die Belastung der Umwelt mit Östrogenen und östrogenähnlichen Substanzen könnte nämlich eine Ursache für die abnehmende Fertilitätsrate und die Zunahme von hormonabhängigen Tumoren sein.

Östrogene in der Umwelt

Ende der Neunzigerjahre wurde dann die Umweltdebatte auch in neue Bahnen gelenkt. Man fragte sich, ob wir nicht in einem Meer von Östrogenen schwimmen würden, und zwar aufgrund der Spurenstoffe aus Tierarzneien, die tonnenweise von Schweinen und Rindern ausgeschieden werden und in die Umwelt gelangen. Man beklagte sich, dass man sich so wenig darum kümmern würde, obwohl diese Tatsache genauso auf den Nägeln brennen würde wie die Klimakatastrophe.[30]

Künstliche Östrogene sind Modulatoren des epigenetischen Codes, die mit der Genverpackung ihre Wirksamkeit zeigen und darüber hinaus noch stabiler sind als die natürlichen Hormone des eigenen Körpers. Verantwortlich dafür sind Signalketten im Körper, die zahlreiche Gene aktivieren und für die Proteinbildung sorgen. Gene in der Gebärmutter können, wenn künstliche Östrogene dazwischengeschaltet sind, dadurch fehlerhaft betoniert werden, was zu einer falschen Proteinbildung und damit zu Missbildungen führt.

Schlechte Spermienqualität durch Pestizide

Aber nicht nur Pillenbestandteile wirken wie Östrogene, auch Pestizide haben ähnliche Effekte und werden mit einem Problem in Zusammenhang gebracht, das Männer besonders schmerzt: eine verminderte Fortpflanzungsfähigkeit.

Erstmalig wurde die Verknüpfung von minderer Spermienqualität und schädlichen Umweltsubstanzen von einem dänischen Forscherteam hergestellt, das war 1992. Damals äußerte man lediglich einen Verdacht. In neueren Studien wurde diese Annahme dann bestätigt. In einer Untersuchung von französischen und argentinischen Wissenschaftlern aus dem Jahr 2001 wurde schließlich sogar behauptet, dass der Kontakt mit chemischen Stoffen die Menge und Bewegungsfähigkeit der Spermien wesentlich mehr schädigt, als bisher angenommen. Für diese Studie wurden 225 argentinische Männer aus ländlichen Regionen untersucht, die sich zwischen 1995 und 1998 einer Behandlung gegen Unfruchtbarkeit unterzogen hatten. Berücksichtigt wurde unter anderem ihr Lebensstil sowie ihr Kontakt mit Pestiziden. Physikalische und biologische Tests folgten. Wie die Forscher in der Zeitschrift *Human Reproduction* berichteten, zeigten die Proben, dass der Spermiengehalt unter der Schwelle männlicher Fruchtbarkeit lag. Zusätzlich hatten die Männer einen höheren Spiegel an weiblichen Sexualhormonen als Teilnehmer einer Kontrollgruppe, die nie in Kontakt mit Pestiziden gekommen waren. Argentinien zählt inzwischen zu den Staaten mit dem höchsten Verbrauch an chemischen Schadstoffen seit den Vierzigerjahren.

Gestützt wurden diese Studienergebnisse durch Beobachtungen in der Reproduktionsmedizin. Dort wurde in den letzten Jahrzehnten eine kontinuierliche Abnahme der Spermienanzahl festgestellt. Mitunter sank sie so weit, dass die Befruchtungsfähigkeit fraglich war. Hatte man die In-vitro-Fertilisierung, die Retortenbefruchtung, einst entwickelt, um Frauen mit verschlossenen Eileitern zu einem Kind zu verhelfen, so wird diese Form der künstlichen Befruchtung inzwischen fast häufiger wegen der Männer vorgenommen. Ihre schlechten

Spermien sind nicht mehr in der Lage, eine Eizelle zu befruchten, was die künstliche Insemination, die intrazytoplasmatische Spermieninjektion, notwendig macht.

Verständlicherweise beschäftigen sich die Wissenschaftler intensiv mit den Gründen für einen derartigen Fruchtbarkeitsabfall des Mannes. Und auf der Suche danach fand man eine Substanzgruppe, die man nun genauer benennen konnte, die dem männlichen Hoden schadet und die Spermienqualität vermindert – eine Sorte von Pestiziden, die besonders Weinbauern verwenden. Diese Pestizide schützen zwar die Weinrebe vor Pilzen und anderen Schädlingen, haben aber auf männliche Keimdrüsen einen negativen Effekt, weil es hormonähnliche Substanzen sind, die das Gleichgewicht der körpereigenen Hormone stören. Aus diesem Grund werden sie auch als *»endocrine disrupters«* bezeichnet, Störfaktoren des hormonellen Gleichgewichts.

Der Erkenntnis waren wieder einmal Experimente mit Ratten vorausgegangen. Der Molekularbiologe Michael K. Skinner und sein Team brachten die Nager mit einem derartigen Schädlingsbekämpfungsmittel in Kontakt. Mit einem verheerenden Ergebnis: Die Keimdrüsen reduzierten die Leistung. Konnten sich die betroffenen Ratten so gerade noch vermehren, trat ein Phänomen auf, das eine noch weitaus dunklere Seite in sich birgt: Die männlichen Jungen, die nie direkt mit einem Pestizid in Kontakt waren, wiesen nicht nur eine Beeinträchtigung ihrer Spermienproduktion auf, sondern vererbten diese Schwachstelle auch weiter. Somit hatte das Team um Michael K. Skinner gezeigt, dass die durch Pestizide ausgelöste Unfruchtbarkeit eine »epigenetische transgenerationale Aktion« ist.[31]

Umweltgifte und die Folgen für mehrere Generationen

Bei Weibchen, deren Mütter mit dem Antipilzmittel Vinclozolin (einst auch in Deutschland in Pflanzenschutzmitteln eingesetzt) in Berührung kamen, wurden 1301 Gene im Hippokampus und 172 Gene in der Amygdala des Gehirns so umgepackt, dass das auch an spätere Generationen als »Geschenk« übergegeben wurde. Bei männlichen Nachkommen waren es 92 umgepackte Gene im Hippokampus und 276 Gene in der Amygdala. Die neue Prägung bewirkte auch Verhaltensänderungen bei Kindeskindern. Das Pestizid beeinflusste damit nicht nur die Fortpflanzung, sondern auch die Psyche – und das über Generationen. Ähnlich wie bei der Ernährungslage in Överkalix konnte man also auch hier von einer »Transgenerationalität« sprechen.

Da der Pestizideinsatz in unserer Umwelt in Zukunft kaum eingeschränkt werden wird, kann man sich leicht vorstellen, wie eine schlechte Spermienqualität der Arterhaltung des Menschen wenig förderlich ist. Je mehr Gene methyliert und damit inaktiviert werden, die für ein gesundes Sperma verantwortlich sind, umso größer ist die Gefahr, dass die Reproduktionsfähigkeit der Menschheit abnimmt.

Ein Stoff, dem man besser aus dem Weg geht – Bisphenol A

An anderer wissenschaftlicher Front erhärteten sich ebenfalls die Vermutungen, dass die epigenetische Ordnung durch eine problematische Umweltentwicklung durcheinandergebracht wurde. Bisphenol A ist eine Substanz, der man nicht aus dem Weg gehen kann, wenn man mit Kunststoff zu tun hat. Sie wird massenhaft produziert, und bei Trinkflaschen und Innenbeschichtungen von Dosen wird sie zum Beispiel in geringen Mengen freigesetzt.

Bisphenol A ist epigenetisch aktiv, es entfernt die Methylmarker am DNA-Faden und ändert auf diese bekannte Weise dessen Verpackung. In Tierversuchen mit Bisphenol A hat dies zu einer Schädigung der Föten geführt: Nachweislich prägte die hormonähnliche Substanz die Verpackung zahlreicher Gene falsch.

Britische und amerikanische Wissenschaftler haben eine Studie vorgelegt, die zeigte, dass die Erkenntnisse der Tierversuche auch auf Menschen zu übertragen sind. Bisphenol A ist bei ihnen mit Herz-Kreislauf-Leiden, Diabetes Typ II und gestörten Leberfunktionen in Verbindung zu bringen. Bei der Studie hatte man bei 1455 erwachsenen Frauen und Männern – Dicke, Dünne, Gesunde und Kranke – den Gehalt von Bisphenol A im Urin ermittelt. Es zeigte sich, dass bei fettleibigen Personen sieben Nanogramm Bisphenol A pro Milliliter Urin festgestellt werden konnten, bei Normalgewichtigen waren es lediglich vier Nanogramm. Somit war zusätzlich ein Zusammenhang mit dem Körpergewicht hergestellt.

Für viele Forscher sind die Studienergebnisse ein Warnsignal, und sie fordern deshalb, dass gehandelt wird, zumal die Folgen der epigenetischen Falschprägungen auch Auswirkungen auf zukünftige Generationen haben könnten. In Kanada ist Bisphenol A beispielsweise zu einer toxischen Chemikalie erklärt worden, ähnlich wie Blei, Vinyl oder Nikotin. Weiterhin dringen die Forscher darauf, dass Langzeitstudien insbesondere an Schwangeren, Kleinkindern und Jugendlichen gemacht werden, also an Menschen, die sich in den drei großen Prägephasen befinden und besonders sensibel darauf reagieren.

Schwangere Frauen sollten angesichts dieser Tatsachen vorsichtshalber Flüssigkeiten und Nahrung, die in Bisphenol A abgebenden Kunststoffen verpackt sind, meiden. Nach der Geburt wäre es sicher ratsam, dass auch Babys bis zum Ende der zweiten Prägephase damit nicht in Kontakt kommen. Zunehmend findet man entsprechende Hinweise auf den Etiketten.

Wachstumsstimulierende Effekte

Dies alles scheint aber erst die Spitze des Eisbergs zu sein: Um die Produktivität zu steigern, werden in Landwirtschaft und Viehzucht Substanzen eingesetzt, die einen wachstumsstimulierenden Effekt haben – auf Pflanzen und Gemüse, auf das Zuchttier und wahrscheinlich auch auf den Menschen. Zu diesen Stoffen, die ebenfalls epigenetisch wirksam sind, zählen vor allem fettlösliche Steroide und Anabolika. Bei Menschen, die fettreich essen und möglicherweise mit dem Fett auch vermehrt darin gelöste Wachstumsfaktoren zu sich nehmen, erhöht sich der Gehalt des insulinähnlichen Wachstumsfaktors IGF-1 *(insulin like growth faktor 1)*, der menschliche Zellen stark stimuliert (siehe Seite 103).[32] Das beobachtete man auch an der nächsten Generation. Den Zukunftsszenarien sind keine Grenzen gesetzt.

Unsere Hightechumwelt: Gefahren der Reproduktionsmedizin

José Arcadio Buendía begeht einen Mord. Und weil ihn der Geist der getöteten Person nicht in Ruhe lässt, zieht er mit seiner Frau Ursula in den Urwald und gründet den Ort Macando, zeugt Söhne, die wieder Kinder zeugen. So manche Familiengeschichte nimmt ein gutes Ende, nicht aber die der Buendías in dem Roman *Hundert Jahre Einsamkeit* des kolumbianischen Schriftstellers Gabriel García Márquez. Unweigerlich läuft es bei dieser Familie auf ihren Niedergang zu, wobei die Ursachen dafür in der Schwebe bleiben. Naturkatastrophen, Attentate und das Vordringen der Zivilisation spielen eine Rolle, aber alles kann damit nicht erklärt werden.

Der Protagonist José Arcadio Buendía lässt sein Leben Revue passieren, auch der Moment der Zeugung wird nicht ausgelassen. War es nicht ein Zuckerrohrfeld? War er nicht das Kind eines Inzests? Eigentlich ist es kein Wunder, dass es so kommen musste. Erklärte das nicht vielleicht die blinde Zerstörungswut vieler Familienmitglieder? Kuscheln, Kerzenlicht und kühler Champagner, also ein angenehmes Ambiente, waren jedenfalls bei den anderen Zeugungen in diesem Roman auch nicht gegeben.

Dass diese für das spätere Leben von Bedeutung sein könnten, davon schrieb auch der flämische Romancier Hugo Claus in seinem Familienepos *Der Kummer von Belgien*. Louis Seynaeve, der Held, und seine Freunde machen sich auf den Zusammenhang zwischen Zeugung und Geburt ihren eigenen Reim, unter anderem den, dass »zärtlich miteinander plaudernde Eltern« die mütterlichen Exkremente am Küchentisch »zu einem Kind formten«.

Epigenetiker können zu solchen literarischen Erkenntnissen nur nicken – und in Ansätzen sind sie auch in der Lage, nachzuweisen, dass die Umstände des Geschlechtsverkehrs eine Rolle bei der weiteren Entwicklung des Menschen spielen. Bislang klingt es gewagt, wenn man behauptet, dass der Geschlechtsakt auf das spätere Leben des Kindes

Auswirkungen hat, ob er freiwillig, in Lust und Leidenschaft, oder brutal und gewaltsam vollzogen wurde. Doch abwegig ist es nicht, wenn man bedenkt, wie stark Stressfaktoren auf das Verpackungsmaterial des Menschen einwirken. Und eine Vergewaltigung ist eine Stresssituation.

Belegt ist, dass der mütterliche Kortisolspiegel zum Zeitpunkt der Zeugung enorme Auswirkungen auf die Genarchitektur des Menschen hat. Abhängig von ihm werden Methyl- und Acetylreste vom väterlichen und mütterlichen DNA-Faden entfernt, um einen neuen epigenetischen Code im Frühembryo aufzubauen (siehe auch Seite 17). Doch dies ist nicht der einzige Faktor.

Immer wieder berichten mir Frauen, dass sie Schwierigkeiten beim Geschlechtsverkehr hätten. Wenn ich dann nachfrage, wie sich ihr Freund verhalten hat, als er das erste Mal mit ihnen schlief, sagen viele, dass er sehr brutal gewesen sei und kaum Rücksicht auf sie genommen hätte. Da beim ersten Sex ein Oxytocinrausch losgetreten wird, ist anzunehmen, dass dieses Prägehormon entscheidende Methylierungsprozesse auslöst – möglicherweise sowohl in positiver wie auch in negativer Form. Jedenfalls würde das erklären, warum dieses meist frühe Erlebnis eine Frau ein Leben lang eher lust- oder eher leidvoll begleitet. Wissenschaftliche Beweise gibt es für diese Vermutung bisher keine, es ist aber eine – für mich zumindest nicht abwegige – Annahme aus meiner Praxis.

Künstliche Befruchtung – Einfluss auf die Gene des Kindes

Schon seit längerer Zeit vermutet man, dass die künstliche Befruchtung, also die Reproduktionsmedizin, einen Einfluss auf die Genverpackung haben könnte. Die Resultate der In-vitro-Fertilisation legen das deshalb nahe, weil diese eine solche Stresssituation darstellen kann.

Der Pathologe Carmen Sapienza von der Temple University School of Medicine in Philadelphia verglich den epigenetischen Bauplan von mehr als 700 Genen, bei In-vitro- (IVF-) und bei normalen Babys. Bei immerhin fünf bis zehn Prozent der Gene fand sich ein erheblicher Unterschied, der sowohl das Methylierungsmuster als auch die daraus resultierende Aktivität der entsprechenden Gene betraf. In vitro gezeugte Kinder hatten weniger Methylgruppen an besonderen aktiven Stellen auf dem DNA-Faden, allerdings nur in der Plazenta. Dagegen zeigten sich im Körper der Kinder, gemessen an der DNA des Nabelschnurbluts, mehr Methylgruppen als bei Babys, die auf normalem Weg gezeugt wurden. Erstaunlich war, dass es jene Erbanlagen betraf, die den Stoffwechsel regulieren, den Blutzucker und den Blutdruck. Damit könnte ein erhöhtes Risiko für bestimmte Altersleiden bestehen.[33]

Kinder aus künstlichen Befruchtungen haben anscheinend auch eine leicht erhöhte Wahrscheinlichkeit, durch eine verstärkte Methylierung der DNA unter dem Angelman-Syndrom oder Prader-Willi-Syndrom zu leiden. Das Angelman-Syndrom ist eine seltene neurologische Erkrankung, die betroffenen Kinder neigen zu häufigem Lachen und motorischen Störungen. Das Prader-Willi-Syndrom wiederum ist eine angeborene Genmutation, die mit einer körperlichen Fehlbildung einhergeht, dem Kleinwuchs. Die bei diesen beiden Syndromen betroffenen Gene liegen eng benachbart auf dem Chromosom 15 und unterliegen dem »genomischen Imprinting«, jenem epigenetischen Prozess, bei dem bestimmte Chromosomenabschnitte der weiblichen Keimzellen spezifisch markiert werden, sodass in den betroffenen Zellen entweder nur das väterliche oder das mütterliche Gen aktiv ist.

In den vergangenen Jahren hatte das Institut für Humangenetik eine kleine Gruppe von Patienten identifiziert, die bei beiden Chromosomen nur eine mütterliche (Prader-Willi-Syndrom) oder nur eine väterliche Prägung (Angelman-Syndrom) aufweisen. Die Forscher des Instituts führen das Vorhandensein der falschen Prägung auf eine Spermainjektion zurück, eine Form der In-vitro-Fertilisation, bei der das Sperma des Mannes in die Eizelle injiziert wird. Dies scheint das Imprinting zu verändern. Diese Hypothese wurde inzwischen in mehreren Studien erhärtet, wobei aber immer noch unklar ist, ob dieses gehäufte Auftreten von Imprinting-Fehlern tatsächlich mit der Reproduktionstechnik, sozusagen mit der Petrischale, oder mit den Störungen bei der Spermienbildung des Mannes zu tun hat.[34, 35]

Ob diese Erkenntnisse indes tatsächlich einen Einfluss auf die spätere Gesundheit eines Retortenbabys haben, kann derzeit noch nicht beantwortet werden. Das hat auch damit etwas zu tun, dass das älteste Retortenbaby, die Britin Louise Brown, erst einunddreißig Jahre alt ist. Untersuchungen aus England, die kürzlich publiziert wurden, zeigten bis jetzt keine gesundheitlichen Unterschiede zwischen der künstlichen und der natürlichen Befruchtung. Es ist also nicht davon auszugehen, dass Retortenbabys aufgrund epigenetischer Aktivitäten mit Missbildungen zur Welt kommen, mit sechs Fingern oder drei Augen.

Die prägende Rolle der Leihmütter

Zu den ebenfalls noch ungeklärten Fragen in der Reproduktionsmedizin gehört die epigenetische Prägung des Kindes durch Leihmütter. Viele Frauen sehen durch Beruf und Karriere oft erst eine Möglichkeit, ein Kind zu bekommen, wenn sie Ende dreißig oder sogar schon über vierzig sind. Da aber die Fähigkeit der Eizellen, eine Schwangerschaft zu etablieren, ab Mitte dreißig abnimmt, nehmen viele Frauen inzwischen die Eizellspende in Anspruch. Dabei wird die Eizelle einer jüngeren Spenderin mit dem Samen des Mannes befruchtet und in die Gebärmutter der Frau eingesetzt, die schwanger werden will. Die Gene des Kindes stammen hierbei zwar vom Vater, aber nicht von der Mutter, die die Schwangerschaft austrägt. Für die betreffenden Frauen ist das oftmals eine belastende Situation.

Die Epigenetik bringt hier einen neuen Aspekt in die Diskussion: Wenn auch nicht die Gene selbst von der Schwangeren sind, neun Monate sind Zeit genug, um die Gene des heranwachsenden Kindes durch die Mutter zu prägen (siehe Seite 100 bis 163). Dadurch wird die Schwangere – selbst wenn die Gene nicht von ihr sind – auch im biologischen Sinn eine epigenetische Mutter des Kindes.

Die Britin Kim Cotton war 1985 die erste Leihmutter der Welt. Aufgrund ethischer, juristischer und gesellschaftlicher Komplikationen, die sich aus einer Leihmutterschaft und seiner verschiedenen Modelle ergeben (Leihmütter haben zum Beispiel versucht, das ausgetragene

Kind zu behalten und dieses gerichtlich zu erstreiten), verbietet das Embryonenschutzgesetz eine solche in Deutschland. Da dies aber nicht auf alle Länder zutrifft, existiert heute ein Tourismus, um zu einem Kind zu kommen. Jede Mutter, die sich zu diesem Schritt entscheidet, sollte sich auch der epigenetischen Konsequenzen bewusst sein.

Das epigenetische Erbe des Vaters

Ob Anwesenheit und Zuwendungen eines Vaters in den ersten Lebensjahren und in der Pubertät das Epigenom des Kindes verändert, ist noch schwieriger zu objektivieren als die epigenetische Rolle der Mutter. Doch es ist anzunehmen, dass auch depressive und wenig Liebe gebende Väter in ähnlicher Weise negative Auswirkungen auf das Kind haben wie bei der Mutter und zu einer mangelnden Bindungsfähigkeit führen (siehe Seite 39). Umkehrt wird ein gern schmusender Vater genauso viel Empathie und soziale Kompetenz bei einem Kind fördern wie eine Mutter oder streichelnde Tanten. (Diese ahnten wohl, wie wichtig es für die Entwicklung eines Kindes war, wenn man ihm über den Kopf fuhr – auch wenn der »süße Kleine, der schon so groß geworden ist«, das gar nicht mochte.)

Der Einfluss der mütterlichen und der väterlichen Gene

Gute wissenschaftliche Daten über die epigenetische Prägekraft des Vaters gibt es im »genomischen Imprinting«, jenem zuvor erwähnten biologischen Phänomen, das jeweils nur die Gene eines Elternteils – zum Beispiel nur die Gene des Vaters – aktiv werden lässt. So treten bestimmte Krankheiten nur dann auf, wenn die mütterlichen Genvarianten ruhig gestellt sind und ausschließlich väterliche Gene in Proteine umgeschrieben werden. Sichtbar wurde dies etwas bei Untersuchungen des Instituts für Humangenetik in Düsseldorf-Essen über das Angelman-Syndrom. In Studien aus Island und den USA entdeckte man weiterhin drei Gene, die Diabetes hervorrufen können, wenn sie allein vom Vater vererbt werden.[36, 37] Ist die mütterliche Variante aktiv, er-

Der asymmetrische Kuss

Es gibt eine generelle Vorliebe des Menschen, den Kopf eher nach rechts, denn nach links auszurichten, so Onur Güntürkün, Professor für Biopsychologie an der Ruhr-Universität Bochum. Von 124 küssenden Paaren, die er untersuchte, wendeten achtzig Paare (64,5 Prozent) ihren Kopf nach rechts, nur vierundvierzig (35,5 Prozent) nach links. Dabei wies er nach, dass diese Seitenbevorzugung schon während der Schwangerschaft und auch in den ersten Monaten nach der Geburt zu beobachten ist.[38] Mit anderen Worten: Noch im Mutterleib wird dieses mehr oder weniger einseitige Kussverhalten für das spätere Leben determiniert. Ich selbst würde die Interpretation dieses Phänomens auch auf die Epigenetik ausdehnen, da diese formbaren Eigenschaften nicht genetisch vorentschieden werden. Aber warum man beim Küssen seinen Kopf weniger gern nach links neigt – noch bleibt diese Frage ein Rätsel.

höht sich das Risiko nicht. Aber auch für Brustkrebs und das Basalzellkarzinom – ein Hautkrebs, der von der Oberhaut ausgeht – war das Risiko höher, wenn ein bestimmtes Gen vom Vater für die Proteinsynthese übernommen wurde und nicht von der Mutter. Mit diesen Erkenntnissen befindet sich die Forschung noch ganz am Anfang. Mit ihnen zeichnet sich in der Medizin aber eine völlig neue Gendiagnostik ab, die sich nicht an der Reihenfolge der Basen auf den DNA-Strängen (siehe Seite 16) – wie bisher – orientiert, sondern der Frage nachgeht, von welchem Elternteil ein Gen kommt.

Alkoholsünden mit Folgen

Die Bedeutung des Vaters für das Kind ist aber nicht nur auf den während der Schwangerschaft stattfindenden Imprinting-Vorgang zu reduzieren. Auf die Wichtigkeit von Zärtlichkeit beim sexuellen Akt wurde eben schon hingewiesen – doch damit sind die Aufgaben eines Mannes bei der Zeugung keineswegs schon beendet. Sollte er davon ausgegangen sein, dass es egal ist, wie sein Lebensstil aussieht, bevor er ein Kind zeugt, so täuscht er sich. Zum Beispiel kann sein Konsum an hochprozentigen Getränken eindeutige Folgen für seine Stammeshalterin oder seinen Stammeshalter haben: Alkohol ist ein starkes Signal im Körper eines Menschen und damit eine Zusatzinformation für das Erbgut, die zwar nicht unbedingt zu Mutationen bei den Spermien führen muss, aber doch in neu regulierenden Methylierungsprozessen münden kann, die über die Keimbahnen an künftige Generationen weitergegeben werden.

Diesen Gedanken überprüfte Joachim Klose am Institut für Humangenetik der Berliner Charité in einer aufschlussreichen Studie. Väter, die einen Monat vor der Zeugung ihrer Kinder nicht gerade wenig Alkohol getrunken hatten, den einen oder anderen wochenendlichen Exzess inklusive – man könnte sie auch als Trinker bezeichnen –, bekamen im Kreißsaal Kinder in die Hände gelegt, die rund 137 Gramm weniger wogen als Durchschnittsbabys. Ein Hinweis, so Klose, dass Umwelteigenschaften weitergegeben werden.[39]

Weniger ist wohl davon auszugehen, dass andere männliche Eigenschaften, etwa einen Nagel in die Wand zu bohren, jedes neu auf den Markt kommende Handy zu bedienen oder einen DVD-Player anzuwerfen, von diesen epigenetischen Regulierungen befreit sind. Dennoch nimmt der Vater im Leben eines Kindes eine prägende Rolle ein.

Die Moral der Epigenetik

Die Epigenetik wirft Fragen auf, in denen es nicht nur um die Vorstellung eines Menschen geht, der optimal den gegebenen Umweltverhältnissen angepasst ist, sondern es geht dieser neuen Wissenschaft auch um eine bessere Welt. Bislang werden weltanschauliche Diskussionen eher hinter verschlossenen Türen geführt. Einige Forscher sind der Ansicht, dass wir nur die äußeren Bedingungen zu ändern bräuchten, das wirtschaftliche Wachstum begrenzen, der Finanzwelt in der aktuellen Krise strikte Regeln setzen müssten, schon würde der habgierige Mensch verschwinden und der anständige hervorkehren. Anders gesagt: Moral ist für diese Menschen unsinnig, völlig unnötig, einzig wichtig sind bessere Verhältnisse.

Ich habe da meine Zweifel und gehöre eher der Gegenfraktion an. Die Welt wird sich meiner Meinung nach nur dann bessern, wenn wir Einfluss auf die Kunstgriffe der Umverpackung nehmen. Geht man also auf ein Kind mit ausgestreckter Hand zu, baut man Vertrauen auf, schafft man ihm eine positive Epigenetik. Man benötigt Moral, dann werden die Verhältnisse besser.

Man muss nur weiter überlegen, etwa über das Beispiel der Resozialisierung von straffällig gewordenen Jugendlichen nachdenken. Angesichts einer Zunahme von Gewaltdelikten unter jungen Menschen fordern Politiker verschärfte Strafen und einen Ausbau von Strafanstalten – selten werden Maßnahmen ergriffen, die mit einer Verstärkung menschlicher Empathie einhergehen. Interessant ist auch die Frage, ob Moral epigenetisch weitergegeben werden kann. Die Spiegelneuronen haben in Ansätzen Antworten bereit.

• Interview

Prägende Erinnerungen

Erfahrungen und Erlebnisse aus der frühen Kindheit prägen sich in unserem Gehirn besonders nachhaltig ein, wenn sie in uns starke Gefühle auslösen, so der Nobelpreisträger Prof. Dr. Eric Kandel (geb. 1929). Im Alter von neun Jahren floh er aus Wien vor den Nazis und emigrierte in die USA. Seine traumatischen Erfahrungen aus dieser Zeit haben ihn auch für sein Forscherleben geprägt. Als junger Mann wandte er sich zunächst psychologischen Fragen zu, bevor er sich den Vorgängen des Lernens und des Sich-Erinnerns widmete. Heute zählt Prof. Dr. Eric Kandel zu den weltweit führenden Hirnforschern.

Was macht den Menschen aus – seine Gene oder die Summe seiner Erfahrungen?

Beides. Genetische Einflüsse bestimmen offensichtlich in erheblichem Maße die charakterlichen Eigenheiten und auch die Anfälligkeit für neurologische und psychiatrische Krankheiten. Aber wir sind, wer wir sind, zu großen Teilen auch aufgrund dessen, was wir lernen und woran wir uns erinnern. Deshalb sind Erfahrungen aus dem Umfeld, die Erziehung, die wir genossen haben, die Bildung, unsere Freundschaften, die Gesellschaft und die Kultur, in der wir leben, extrem wichtig, um unserer genetischen Ausstattung den letzten Feinschliff zu geben.

Welche Art von Erinnerungen hinterlässt besonders tiefe Spuren?

Erinnerungen, die für uns besonders bedeutsam sind oder die wir als sehr emotional erleben. Gerade die emotionalen Erinnerungen der frühen Kindheit sind sehr wichtig. Alle Ereignisse, die von großer emotionaler und persönlicher Bedeutung sind, werden besonders stark in unserem Gedächtnis verankert.

Warum erinnern wir uns an vieles in Form von Bildern – im Gegensatz zu anderen Sinneseindrücken?

Der Grund, warum wir uns in Form von Bildern erinnern, liegt darin, dass Sehen unser wichtigster Sinn ist und ein beträchtlicher Teil unserer Großhirnrinde mit der Verarbeitung von visuellen Informationen beschäftigt ist.

Inwiefern folgt die Reifung des Gehirns einem festgelegten Schema, beziehunsgweise wie wichtig sind hier Umwelteinflüsse?

Die Hirnentwicklung folgt in der Tat einem Grundprogramm, aber Erfahrungen aus dem Umfeld wie beispielsweise Lernen können einen durchaus wichtigen Einfluss haben. Zum Beispiel vergrößern Bewegung oder das Trainieren sportlicher Fähigkeiten die für die Muskeln zuständigen Bereiche im Gehirn, die für genau diese Aktivitäten benötigt werden. Das Gleiche gilt für musische oder mathematische Fähigkeiten – sofern sie früh eingeübt und intensiv trainiert werden, entwickeln sich die entsprechenden Hirnbereiche besonders gut.

Warum sind Erfahrungen aus der frühen Kindheit so dauerhaft?

Zunächst einmal ist das Gehirn in der frühen Kindheit sehr plastisch und daher empfänglich für Einflüsse durch Erfahrungen aus dem Umfeld, und es reagiert natürlich besonders sensibel auf traumatische Erfahrungen. Hinzu kommt, dass man sich in jungen Jahren ausgesprochen schutzlos fühlt, man hat nicht die Charakterstärke und die Erfahrungen, um mit etwaigen traumatischen Ereignissen umzugehen oder sie in ihrem Kontext zu verstehen. Daher können traumatische Ereignisse einen in jungen Jahren auch so übermannen.

Gibt es nicht auch Einflüsse, die den jungen Menschen besonders positiv prägen?

Ja, es gibt viele Erfahrungen, die positive Spuren hinterlassen. Insbesondere hervorragende Beziehungen zu den Eltern, zu den Großeltern und eine glückliche Kindheit hinterlassen wunderbare positive Spuren.

Als Neunjähriger flohen Sie mit Ihrer Familie aus Wien vor den Nazis. Inwiefern können Sie sich vorstellen, dass Ihre Erfahrungen auch die nächste Generation prägen werden?

Ich glaube, meine Erfahrungen aus Wien haben mein Weltbild aufs Dramatischste geformt. Das hatte jedoch einen weniger großen Effekt auf die nächste Generation. Meine Kinder Paul und Minouche sind sich sicherlich meines Hintergrunds bewusst und auch des Hintergrunds meiner Frau, die sich im Krieg in einem Kloster in Südfrankreich versteckte. Dass meine Kinder in einem Elternhaus von Flüchtlingen aus Europa aufwuchsen, hat sie sicherlich beeinflusst, aber ich würde nicht sagen, dass dies einen großen Anteil an ihrer charakterlichen Entwickung hatte.

Gibt es so etwas wie ein kollektives Gedächtnis, das ganzen Nationen gemeinsam ist?

Es gibt kein kollektives Gedächtnis in dem Sinn, dass es sich in unserer genetischen Ausstattung niederschlägt, wie das der Psychiater Carl Gustav Jung einst annahm. Aber natürlich teilen wir Erfahrungen, die wir in der Gruppe erlebt haben, und Nationen teilen Erfahrungen untereinander, Österreicher teilen die Erfahrungen, die sie auf der einen Seite mit Kaiser Franz Joseph und auf der anderen Seite mit Hitler machten. In der Lage zu sein, sich im Nachhinein ernsthaft mit diesen Erfahrungen auseinanderzusetzen, ist meines Erachtens entscheidend für einen neuen »Gesellschaftsvertrag«. Wie viele andere auch bekümmert mich aus diesem Grund nach wie vor, wie die Wiener mit der Erinnerung an den Lueger-Ring umgehen (benannt nach Karl Lueger, dem Antisemitismus-Lehrer von Adolf Hitler). Diese Erinnerung wird nicht von Generation zu Generation weitergegeben, wird aber von vielen geteilt, die das erlebten.

Die epigenetischen Erkenntnisse deuten darauf hin, dass die frühen prägenden Erfahrungen möglicherweise an die nächsten Generationen weitergegeben werden. Würden Sie hieraus eine besondere Verantwortung für Eltern und Erzieher ableiten?

Es gibt Hinweise darauf, dass, wenn man einer Rattenmutter ihren Nachwuchs in einem sehr frühen Stadium entzieht, dies traumatische Erfahrungen sowohl für die Elterntiere als auch für die Jungen bedeutet. Diese Erfahrungen werden an die nächste Generation weitergegeben, was psychische Erkrankungen prädestiniert. Das betont noch einmal die Bedeutung frühkindlicher Erziehung, von Liebe und Zuwendung für die Kinder. Und sicherlich ist das ein entscheidendes Merkmal, damit sich die Kinder zu erfolgreichen, intelligenten und glücklichen Persönlichkeiten entwickeln.

Was würden Sie angehenden und jungen Müttern mit auf den Weg geben, damit sich das Gedächtnis ihres Nachwuchses optimal entwickeln kann?

Ich denke, meine wichtigste Empfehlung für eine werdende Mutter ist die, sich an ihrem Kind zu freuen. Ich würde mir über die Hirnentwicklung keine Gedanken machen. Das kindliche Gehirn ist so wissbegierig, dass es sich um sich selbst kümmern wird, solange die Eltern sich der Bedürfnisse des Kindes annehmen und ihm Wissen vermitteln.

Die 267 Schicksalstage der Schwangerschaft

Die Epigenetik zeigt, dass dem Menschen eine vollkommen neue Verantwortung für das eigene Leben gegeben wird. Unser scheinbar fest installiertes »Genkorsett« ist nämlich gar nicht so unabänderlich, wie wir es bislang angenommen haben. Der Molekularbiologe und Genetiker Rudolf Jaenisch spricht in diesem Zusammenhang von einem »Stempel im Erbgut«, der je nach vorhandenen individuellen Gegebenheiten die eine oder andere Struktur aufweisen kann.[1] Bei genauer Betrachtung liegt es also an uns, in welcher Form wir diesen »Stempel«, der unser gesamtes Leben bestimmt, modulieren. Besonders trifft diese neue Sorgfalt Frauen, die ein Kind haben möchten oder bereits eines erwarten, denn die Schwangerschaft gehört zu den großen Prägephasen eines Menschen.

Es ist eine faszinierende, aber zugleich auch erschreckende Vorstellung: Vieles, was uns als Mensch ausmacht, wurde entscheidend durch unsere Entwicklung in der Gebärmutter bestimmt. So kann ein Kind, das im Mutterleib unterernährt wurde, später mit großen gesundheitlichen Problemen konfrontiert werden: mit Herz-Kreislauf-Erkrankungen (vor allem Bluthochdruck), Diabetes, Übergewicht und sogar Fettleibigkeit. Aber nicht nur körperliche, auch seelische Probleme können eine Folge dieser prägenden Kraft sein. Diese durch zahlreiche Studien bestätigte Erkenntnis hat jedoch nicht nur ihre dunklen Seiten. Dass wir Menschen in der allerfrühesten Phase unseres Lebens, in den neun Monaten des Heranwachsens im Mutterleib, extrem sensibel auf äußere Einflüsse reagieren und diese in unserem Körper festschreiben, ist auch ein großer Vorteil. Denn Mutter und Vater haben es in noch viel größerem Maße als bislang gedacht, selbst in der Hand, wie gesund ihre Kinder sind. Sie können vor allem durch einen gesunden Lebensstil dem scheinbar vorgegebenen Schicksal ihrer Nachkommen ein Schnippchen schlagen.

Die Epigenetik hat uns nicht nur gezeigt, dass das Baby in der Embryonalzeit eine besonders hohe Anpassungsfähigkeit in Bezug auf Umwelteinflüsse aufweist, sondern auch, wie es auf diese konkret reagiert, wie es in der Folge Steuerungsmechanismen in seinem Körper verändert. Wir wissen nun, dass unsere Erbanlagen in der Schwangerschaft in ihrer individuellen, bis zum Tod anhaltenden Aktivität gewaltig beeinflusst werden können. Um es noch einmal deutlich zu sagen: Schon im Mutterleib, und eigentlich sogar noch davor, bei der Ausbildung der Keimzellen, werden die Weichen dafür gestellt, mit welchen Problemen wir zeitlebens möglicherweise zu kämpfen haben. Manche dieser im Grunde genialen Methoden der epigenetischen Umverpackung während der Schwangerschaft sind so nachhaltig, dass sie sogar, wie im Kapitel »Prägezeiten des Lebens« gezeigt wurde, bis in die dritte Generation weitergegeben werden (siehe Seite 8 bis 27):

- Beim Stress ist es vor allem der »Urstress«, der nachhaltige Folgen hat, nämlich die fehlende Zuwendung der Mutter (oder des Vaters). Gibt es kein Streicheln und Schmusen, so hat dies folgenschwere Auswirkungen auf das spätere Selbstbewusstsein oder Angstverhalten des Kindes (siehe Seite 107 ff.).
- Eine schlechte oder gute, eine ausreichende oder mangelhafte Ernährung unserer Eltern, Großeltern oder weiterer Vorfahren kann epigenetische Markierungen verursachen und damit schließlich diese auch in uns hinterlassen (siehe Seite 102 ff.). Die Ernährungslage wirkt erwiesenermaßen sogar in mehreren Generationen nach.
- Vieles spricht dafür, dass auch Umweltgifte, welche die Keimzellen schädigen, weitreichende Folgen haben und über mehrere Generationen wirken können, wie etwa das Bisphenol A und manche Pestizide (siehe Seite 86).

Durch dick und dünn – Ernährung im Mutterleib

Nahrungszufuhr, der damit verbundene Stoffwechsel, Umweltgifte und Stress sind also zentrale Variablen, auf die der menschliche Körper mit einer eigenwilligen Regieleistung reagiert – über die epigenetische »Geheimschrift«. Wie jedes individuell-revolutionäre Verfahren, so weist auch dieses eine Anfälligkeit für Fehler auf. Das zeigt sich, wenn ein Kind hintereinander widersprüchliche Informationen erhält, die den epigenetischen Code mal in die eine, mal in die andere Richtung programmieren – das kann am Ende biologische Turbulenzen und Fehlreaktionen hervorrufen.

Wenn Mütter es zu gut meinen

Ein Beispiel: Erhalten Ungeborene bestimmte Nährstoffe im Mutterleib nicht, sind sie als Säugling sehr klein und leicht. Angesichts dieser ärztlich festgestellten Mangelsituation glauben nun viele Mütter, ihr neugeborenes Baby so reichhaltig füttern zu müssen, dass es bald wie all die anderen »Normsäuglinge« sein Idealgewicht erhält (oder sogar mehr). Davor kann aber nur gewarnt werden. Denn während der Nahrungsnot vor der Geburt stellt der Embryo zahlreiche Vorgänge im Körper auf niedrige Flamme, um mit der Mindestversorgung irgendwie zurechtzukommen – es geht ja ums Überleben.

Wird das Baby nun, wo es auf der Welt ist, regelrecht mit Milch übersättigt, ganz egal, ob aus der Brust oder aus der Flasche, wird das Stoffwechselgleichgewicht, das im Mutterleib mühsam errungen wurde, ein weiteres Mal gestört. Die Folge: Das Chaos bricht aus, der kindliche Stoffwechsel kommt vollkommen durcheinander. Aber – und das ist das Fatale dabei – nicht nur für diese kurze Zeitspanne, sondern auch in den folgenden Jahren.

Gerade Stoffwechselprobleme, Übergewichtigkeit, hoher Blutdruck sowie eine Neigung zu Diabetes findet man häufig bei Kindern, die nach dem anfänglichen Sparkurs im Mutterleib ein Zuviel des Guten mitbekommen haben.

Die nicht ausreichende Versorgung des ungeborenen Kindes mit wichtigen Nährstoffen führt noch während der Schwangerschaft zu weiteren biochemischen Störungen, die die unangenehme Eigenschaft haben, dass es mit der Kommunikation im Körper nicht so richtig klappt: Bekannt ist zum Beispiel, dass Mütter, die während der Schwangerschaft zu wenig Vitamin D erhalten, Kinder zur Welt bringen, bei denen Jahrzehnte später das Osteoporoserisiko erhöht ist – vor allem wenn das Kind ein Mädchen ist (siehe Seite 136). Im Laufe dieses Kapitels werde ich Ihnen noch eine Reihe von Beispielen zeigen, bei denen ein Nährstoffmangel während der Schwangerschaft lange Schatten vorauswirft und sich im Erwachsenenalter bemerkbar macht.

Vorsicht bei Diabetes in der Schwangerschaft

Aber auch das Gegenteil führt zu Schwierigkeiten: Erhöht sich der Blutzuckerspiegel (Glukosespiegel) einer Schwangeren durch Überernährung – sie braucht dazu nur zu viel Schokolade zu essen –, so steigt auch der des Kindes. Dessen Körper reagiert darauf, indem vermehrt Insulin ausgeschüttet wird. Dieses Hormon sorgt dafür, dass der Blutzuckerspiegel rasch wieder sinkt. Wird nun dauerhaft zu viel Insulin hergestellt, programmiert dies den Stoffwechsel um: Dann bilden sich insulinähnliche Wachstumsfaktoren, die den Verpackungscode der Erbinformation beeinflussen. Gene werden angeschaltet, die zu einem fast unnormalen Wachstum des Babys beitragen. Das erklärt zumindest zum Teil unsere schon erwähnte Beobachtung, dass immer größere Säuglinge zur Welt kommen.

Weil dieser epigenetische Vorgang keine Momentaufnahme ist, sondern sich hartnäckig festgesetzt hat, verschwindet die starke Insulinproduktion nicht nach der Entbindung, sondern bleibt dem Kind erhalten. Auch das mit unangenehmen Folgen: Der Säugling nimmt rasch zu und wird übergewichtig. Damit wird nochmals verständlich, warum Kinder von Müttern, die von Diabetes betroffen sind, von Anfang an mit Übergewicht zu tun haben – die insulinähnlichen Hormone regen das Wachstum an.

Das Kind ist, was die Mutter isst

Streng genommen beginnt der mögliche Anpassungsprozess der Gene nicht erst während der Schwangerschaft, sondern schon in den Keimzellen der Eltern. Tierversuche zeigen das deutlich: In Experimenten mit weiblichen Ratten wurde ihnen noch vor dem Einnisten des Embryos Eiweiß aus dem Futter entzogen.[2] Mit dem Ergebnis, dass dies die Organentwicklung der Rattenjungen beeinflusste – sie blieben im Vergleich zu eiweißernährten Rattenmüttern eher klein. Zudem wurde bei ihnen auch ein erhöhtes Risiko für Bluthochdruck registriert.

Die Molekularbiologie brachte weitere Einsichten in die Entwicklung der Rattenjungen: Offensichtlich stört der durch den Eiweißentzug veränderte Verpackungscode das in der Niere ansässige Blutdrucksteuerungssystem (Renin-Angiotensin-System) – mit der Folge, dass der Blutdruck entgleist. Doch damit nicht genug: Isst die Rattenmutter zu wenig oder nimmt sie zu wenig Eiweiß auf, verringern sich auch die Anzahl der Nephrone, das sind die Funktionseinheiten der Niere. Jahre nach der Geburt steigt dadurch ebenfalls das Risiko, an Bluthochdruck zu erkranken.[3]

Die Ergebnisse dieser Tierversuche, da sind sich die Forscher einig, sind durchaus auf den Menschen zu übertragen: Zu wenig Eiweiß in der Schwangerschaft müssen Babys mit einem niedrigeren Geburtsgewicht und einem späteren Bluthochdruck bezahlen. Das bedeutet in der Konsequenz: Frauen, die schwanger werden wollen, sollten bereits vor dem Eisprung auf eine eiweißreiche Diät achten. Das heißt jetzt nicht, dass sie ständig Fleisch oder Soja, Erbsen und Bohnen essen sollten. Dennoch sollte man sich vor Augen führen, dass Diäten, einseitige Ernährung (auch strenge vegetarische Kost) sowie Hungerkuren, durchaus gravierende Folgen für das Kind haben können.

Unsere Ernährung besteht aber nicht nur aus Eiweiß: In weiteren Tierexperimenten wurde eine Gruppe mit weiblichen trächtigen Ratten bewusst unterernährt. Ihr fehlte es an allen möglichen Nährstoffen.[4,5] Das Ergebnis: Die nachfolgenden Nagergenerationen litten vermehrt unter einer viszeralen Fettsucht, also einer beträchtlichen Fettanlagerung besonders im Taillen- und Gesäßbereich. Auch hier hat die Mangelernährung den Verpackungscode verändert:[6,7] Das betrifft besonders ein zentrales Gen (PPAR-alpha), das für den Fetthaushalt im Menschen verantwortlich ist.

Ähnlich wie bei den Ratten besitzt auch das menschliche Fettgewebe Fettzellen (Adipozyten), wobei zwei Gewebeformen unterschieden werden: das weiße und das braune Fett. Die größte Fettmasse bilden die weißen Fettzellen, von denen es ebenfalls zwei Varianten gibt: das subkutane und das viszerale Fett. Das subkutane liegt unter der Haut, es dient dem Schutz, aber ebenso der Fortpflanzung. Aus ihm nimmt sich eine werdende Mutter die unzähligen Kalorien, die sie benötigt. Gefährlich ist nur das viszerale Fett, denn dort werden zahlreiche Entzündungsstoffe gebildet. Mit ihm assoziiert man vor allem alterstypische Erkrankungen, etwa Arterienverkalkung oder bestimmte Augenleiden. Bei einer Fettsucht ist das subkutane Fett eher normal, das Darmfett jedoch stark erhöht.

Lässt sich das, was man in den Rattenexperimenten herausgefunden hat, auf den Menschen übertragen, so wäre es denkbar, dass die Zunahme der Übergewichtigkeit der westlichen Bevölkerung in einem Zusammenhang steht mit einer Mangelernährung unserer Vorfahren. Fast jeder zweite Erwachsene bei uns ist übergewichtig, jeder fünfte bis sechste sogar adipös – das ist meines Erachtens nicht nur auf unser derzeitiges Essverhalten zurückzuführen. Hier sind die Weichen möglicherweise schon viel früher gestellt worden.

All dies zeigt: Sowohl Unter- als auch Überernährung eines Kindes während der Schwangerschaft können im späteren Leben zu Stoffwechselerkrankungen führen. Bei zu großen Kindern, die im Mutterleib einen Wachstumsschub erlebt haben, kommt noch hinzu, dass einzelne Organe dazu angeregt werden, sich weiter zu vergrößern. Anscheinend steigt dadurch auch die Gefahr, als erwachsener Mensch an Krebs zu erkranken. Vor allem Hirntumoren scheinen vom Geburtsgewicht abhängig zu sein.[8]

In unserer Klinik versuchen wir uns sehr viel Zeit zu nehmen, um schwangeren Frauen den Zusammenhang zwischen ihren eigenen Lebensgewohnheiten und der Genverpackung beim Kind zu erklären. Viele Frauen sind dadurch motiviert, mehr darauf zu achten, was sie essen (und damit, was sie ihrem Kind zu essen geben). Auch fragen sie viel häufiger nach als Frauen, die nicht mit dieser Wechselwirkung vertraut sind, ob sie ihr Neugeborenes richtig ernähren. Ein erster Schritt in die richtige Richtung.

So wichtig der Stoffwechsel der Mutter in der Schwangerschaft für die Körpergröße eines Kindes ist, so hängt diese natürlich auch davon ab, wie groß und wie alt die Eltern sind, wie der Mutterkuchen ausgebildet ist und ob es für die Schwangere das erste oder das dritte Kind ist. Bis vor wenigen Jahren war man aber der Meinung, dass die Körpergröße vor allem durch die Erbanlagen definiert ist und die Umwelt allenfalls einen geringen Einfluss auf sie hat. Diese Ansicht musste durch die Epigenetik revidiert werden: Über die Ernährung werden die Wachstumsfaktoren des Kindes sogar wesentlich bestimmt.

Mütter haben durch dieses »evolutionäre Instant-Verfahren« die Möglichkeit, dieses in positiver Weise zu verstärken. Mit Beginn der Zeugung – und eigentlich schon im Vorfeld – können sie eine entsprechende Vorsorge betreiben. Davon soll dieses Kapitel handeln. Nicht unberücksichtigt soll die Frage bleiben, ob bestimmte Prägungen aus dieser frühen Lebensphase wieder rückgängig zu machen sind. Dabei ist es keineswegs meine Absicht, aus einer sich normal ernährenden Schwangeren ein Nervenbündel zu machen, nur weil sie ständig denken könnte, sich bei dem Genuss von einem Hamburger mit Pommes oder einem dazwischengeschobenen Diättag falsch zu verhalten und ihrem Kind so vielleicht zu schaden.

Weiß man aber aufgrund der neuesten wissenschaftlichen Erkenntnisse über einige Dinge besser Bescheid, so hat man die Chance, bestimmte Risikofaktoren leicht zu meiden. »Hätte man es doch nur gewusst!« – wie oft habe ich das von meinen Patientinnen gehört, wenn ich ihnen diese oder jene Erklärung gab. Dabei kann es sich um einfache Empfehlungen für eine eiweißreiche Ernährung, aber auch um komplexere Dinge handeln, die mit seelischen Belastungen in der Schwangerschaft einhergehen.

Stress überträgt sich auf das Kind

Für die 267 Tage, die das Kind im Körper der Mutter verbringt, muss erst ein besonderes Gewebe ausgebildet werden: die Plazenta, auch Mutterkuchen genannt. Sie gehört zum Lebenserhaltungssystem eines heranwachsenden Babys und besteht aus der Schleimhaut der Gebärmutter sowie embryonalem Gewebe. Glaubte man früher, dass über sie (beziehungsweise über die Leibesfrucht und Plazenta verbindende Nabelschnur) lediglich der Nährstofftransport sowie der Austausch der Blutgase (vor allem Sauerstoff und Kohlendioxid) erfolgt, so weiß man heute, dass die Plazenta weit mehr Funktionen übernimmt. Sie passt das Immunsystem der Mutter an die neue Situation der Schwangerschaft an und reguliert das Wachstum des Kindes – und darüber hinaus bereitet sie die Anpassung der kindlichen Organe auf die Umwelt vor. Dazu werden bestimmte Steuerungssubstanzen entwickelt, Hormone und andere Botenstoffe, die auf die Außenwelt – die in dieser Lebensphase einzig in Gestalt der Mutter daherkommt – reagieren und auf die Entwicklung des Kindes Einfluss nehmen können.

Die Plazenta scheint gleichsam eine Art Relaisstation zu sein, die das Werden des Kindes mit begleitet und die Signale der Außenwelt für den kindlichen Körper übersetzt. Sie vermittelt zwischen den Genschaltern, sodass diese auf »Ein« oder »Aus« stehen. Aller Wahrscheinlichkeit nach moduliert der Mutterkuchen dadurch die epigenetische Prägung – und zwar indem er dafür sorgt, dass schon unmittelbar nach der Befruchtung die elterlichen Gene neu verpackt werden, wie ich es schon im ersten Kapitel beschrieben habe (siehe Seite 8 ff.). Mit anderen Worten: Sämtliche Impulse, die von außen in die Verhüllungsmuster der embryonalen Genstrukturen eingreifen, werden in erster Instanz durch die Plazenta vermittelt. Auf diese Weise, so nimmt man seit Neuestem an, verändern sich zum Beispiel Körpergewicht, Körpergröße und Nervenzellen (Neuronen) eines Kindes. Mit den Nervenzellen verbunden sind wiederum die Neurotransmitter, die Botenstoffe Adrenalin, Noradrenalin oder Dopamin, die für die Informationsübertragung von einer Nervenzelle zur anderen verantwortlich sind. In dieser Hinsicht verbindet die Plazenta, und das ist fundamental, das Gehirn der Mutter mit dem des Babys.

Stressbabys

Wie kann man sich nun diese Einwirkung der Außenimpulse vorstellen? Ist eine Schwangere zum Beispiel dauerhaft Stress ausgesetzt, sei es im Beruf durch Mobbing oder durch den Beziehungspartner, bleibt dies vom Gehirn nicht unbemerkt. Es reagiert darauf, indem es veranlasst, dass im Körper das Stresshormon Kortisol in größeren Mengen freigesetzt wird. Eine übermäßige und dauerhafte Ausschüttung von Kortisol kann jedoch gravierende gesundheitliche Probleme für die angehende Mutter mit sich bringen: Sie neigt dann zu chronischen Entzündungen (insbesondere zu chronischen Darmentzündungen), Fettsucht oder Depressionen. Häufig entwickelt sich auch das metabolische Syndrom, das manchmal auch als »tödliches Quartett« bezeichnet wird, weil es vier gesundheitliche Einschränkungen umfasst: Übergewicht, Diabetes, Bluthochdruck und eine Überproduktion an männlichen Geschlechtshormonen. Doch auch für das Kind hat der hohe Kortisolspiegel Folgen, denn das Hormon wird über die Plazenta an das Baby weitergegeben.

Es hat sich herausgestellt, dass sogenannte Kortisolbabys als Erwachsene in schwierigen Situationen mit mehr Stress reagieren als Kinder, die sich in einer entspannten und vollkommen relaxten Schwangeren entwickeln. Schon im Mutterleib bewegen sie sich viel lebhafter als normalerweise, manche führen einen regelrechten Tanz auf. Das konnte eine belgische Forschergruppe belegen, die vierzehn unabhängige Studien verglich. Sie zeigte, dass sich mütterlicher Stress ab der 27. beziehungsweise 28. Schwangerschaftswoche auch im Ultraschall bemerkbar macht.[9] Im späteren Leben entwickelten diese Kinder leichter Ängste und Depressionen. Inzwischen weiß man, dass die mütterliche Überforderung und Überlastung den Vernetzungsprozess der einzelnen Gehirnzellen beim werdenden Baby beeinträchtigt. Die Folgen machen sich im späteren Leben bemerkbar: Verhaltensprobleme, Schwierigkeiten in der Kommunikation mit anderen Menschen, Ängste und eine Neigung zu Depressionen. Auch die Sprachentwicklung ist bei diesen Kindern oft verzögert, vielfach haben sie Konzentrationsprobleme oder neigen gar zu Hyperaktivität.[10] Selbst Fälle von Schizophrenie und Autismus können darauf zurückgeführt werden.[11]

Entwaffnung des biochemischen Schutzpolizisten

Dass sich Kinder den Stress im Mutterleib »merken« und ein Leben lang davon begleitet werden, ist empirisch schon länger bekannt. Nun legt die molekulare Medizin Daten vor, die diese Phänomene epigenetisch erklären: Normalerweise befindet sich im Mutterkuchen nämlich ein biochemischer »Polizist«, der dem mütterlichen Kortisol den Eintritt in den kindlichen Körper verbietet. Das geschieht nicht mittels Drohungen oder gar Waffengewalt, sondern indem er sich als ein Enzym (einen Eiweißstoff, der biochemische Reaktionen steuert) uniformiert. Dieses nennt sich etwas anspruchsvoll 11beta-Hydroxysteroiddehydrogenase und wird von der Plazenta bereitgestellt. Überschreitet der mütterliche Stress jedoch ein kritisches Maß, ist die Mutter während der Schwangerschaft unterernährt (was auch Stress für den Körper bedeutet) oder hat sie sich unnötigerweise dem Stress des Rauchens ausgesetzt (siehe Seite 133) – wird dieses Stress-Schutz-Enzym inaktiviert: Das Kortisol kann dann in größeren Mengen direkt auf das Kind übertreten und erzeugt dort ähnliche Auswirkungen wie im mütterlichen Organismus. Der große Unterschied liegt hier jedoch darin, dass das Kind im Mutterleib enorm sensibel darauf reagiert und diese Stressantwort in epigenetische Steuerungseinheiten umschreibt – die Anfälligkeit für überhöhte Stressreaktionen bleibt dem Kind dadurch ein Leben lang erhalten.

Neuere Forschungsarbeiten haben herausgefunden, dass das Kortisol das Ablesen der Gene für jene Wachstumsfaktoren verändert, die für die Bildung von Nervenzellen aus bestimmten Vorläuferzellen wichtig sind. So erklärt sich auch, warum der Vernetzungsprozess der Nervenzellen im kindlichen Gehirn gestört ist.

Zwar braucht der kindliche Organismus das Kortisol in gewissen Mengen, denn es ist wichtig für die Regulation des Blutdrucks, für das Zusammenziehen der Blutgefäße und die Regulation des Stoffwechsels an zentraler Stelle. Doch es ist dieses Zuviel an Kortisol, das letztlich prägend auf das spätere Leben des Kindes wirkt.

Stressfaktor Kokain

Bei Müttern, die in der Schwangerschaft Kokain zu sich genommen hatten, konnten britische Forscher die Folgen von Stress besonders gut zeigen. Da die Rauschdroge durch die Plazenta in die Blutbahnen des Babys gelangt, stellt ihr Konsum für die kindlichen Zellen einen sehr starken Stressfaktor dar, der dazu führt, dass der Verpackungscode an spezifischen Stellen des Erbguts modifiziert ist. Dies verändert die Aktivität der Gene verschiedener für den Vernetzungsprozess wichtiger Wachstumsfaktoren: Sie werden übersteuert. Das Fazit: Die kindlichen Gehirnzellen wurden nur zum Teil vernetzt, und die Kinder hatten später gravierende Verhaltensprobleme.[12]

Stelle ich in meiner Sprechstunde fest, dass eine werdende Mutter rauschgiftabhängig ist, sollte alles versucht werden, sie davon loszubekommen. Das geht nur über eine besondere Risikobetreuung und

Stress durch Lakritze

Ähnlich negativ wie Stress in der Schwangerschaft scheint sich in dieser Zeit übrigens auch zu viel Lakritze auszuwirken. Das zumindest wurde in einer Studie mit finnischen Frauen festgestellt. Die untersuchten vierundsechzig Mütter bekamen Kinder, die sich als regelrechte Nervensägen herausstellten und zudem Konzentrationsschwierigkeiten aufwiesen. Wie viele andere Nordländer auch waren die finnischen Mütter der Lakritze sehr zugetan: Sie nahmen täglich mehr als 100 Gramm davon zu sich. Inzwischen hat man eine Erklärung: Das Glycyrrhizin aus der Lakritze vermag ebenfalls das Enzym zu inaktivieren, das einer übergroßen Menge an Kortisol den Eintritt in die Plazenta untersagt. So kann das Hormon ungebremst auf den kindlichen Körper wirken – mit all den beschriebenen Folgen (siehe Seite 108 ff.).

viel Aufklärung über die Folgen für das Kind. Doch häufig haben wir erlebt, dass die Schwangerschaft ein idealer Zeitpunkt ist, um bei der Mutter eine enorme Willenskraft zu mobilisieren, die zur Beendigung ihrer Sucht führen kann. Für uns Gynäkologen bedeutet das eine Menge Zeitaufwand – Krankenkassen könnten epigenetische Erkenntnisse aber zum Anlass nehmen, mehr die Prävention zu fördern, als jahrzehntelang mit kranken Patienten konfrontiert zu sein.

Schädlich ist dauerhafter Stress

Kurzfristige Stressreaktionen – wie nach einem Streit mit dem Lebenspartner oder wenn es darum geht, dass man noch rechtzeitig ein Flugzeug erreicht – rufen kaum epigenetische Veränderungen im Körper eines ungeborenen Kindes hervor. Das sieht aber anders aus, wenn die Mutter öfter mit einem solch starken Kortisolanstieg reagiert, etwa wenn sie immer wieder einem schlagenden Beziehungspartner ausgesetzt ist, in Ländern lebt, in denen kriegsähnliche Zustände herrschen oder gar Krieg geführt wird, oder wenn sie über einen längeren Zeitraum der Folter ausgesetzt ist. Hier wird auch besonders deutlich, wie sich das Leben unserer Großeltern und Urgroßeltern, die zwei Weltkriege erlebten – als Soldaten, KZ-Insassen, Flüchtende oder vergewaltigte Frauen – auf unseren Körper auswirken können.

Schleusenöffnung für ein weiteres Stresshormon

Der Körper hat jedoch mehrere Möglichkeiten, Stress zu verarbeiten: Ein entwicklungsgeschichtlich sehr altes Hormon ist das schon erwähnte Vasopressin, das im hinteren Teil der Hirnanhangsdrüse ausgeschüttet wird. Dieses »Urhormon« richtet sich gegen einen der größten Stressfaktoren, den Organismen kennen – gegen den Blutverlust. So stärkt es Gerinnungsfaktoren des Blutes, steigert den Blutdruck, sodass bei Verwundungen alle Körperregionen ausreichend mit Blut versorgt sind, und reguliert vor allem auch den Wasser- und Salzhaushalt.

Wie eine Münchner Arbeitsgruppe um Chris Murgatroyd und Dietmar Spengler herausfand, führt Stress bei Mäusemüttern während der Trächtigkeit dazu, dass die Gene für das Hormon Vasopressin weniger stark verpackt (methyliert) werden.[13] Die Schalter für die Produktion von Vasopressin werden so auf »Ein« gestellt, was wiederum ein Leben lang das Stresssystem des Kindes »aufheizt«. Beim Menschen ist Ähnliches vorstellbar, und man kann davon ausgehen, dass mütterlicher Stress beim Kind sowohl die Schleusen für den Eintritt des Kortisols als auch für Vasopressin öffnet, sodass diese Stresshormone langfristig Spuren im kindlichen Organismus hinterlassen werden.

Wenn auch noch Adrenalin durch den Körper schießt

Doch damit nicht genug. Auch das Hormon Adrenalin spielt hier eine Rolle. Dieses wird immer dann aktiv, wenn wir uns in akuten Stresssituationen befinden. Traten diese bei unseren Vorfahren aus der Steinzeit in unseren Breitengraden in Form von wilden Tieren wie hungrigen Wölfen oder Bären auf, sind wir heute mit anderen akuten

Gefahrensituationen konfrontiert, zum Beispiel im Straßenverkehr (oder durch Vergewaltiger, Diebe, Schläger oder Terroristen). Auch eine Auseinandersetzung mit den Vorgesetzten kann eine vergleichbare Reaktion auslösen. Konfrontiert mit diesen Bedrohungen, schüttet der Körper augenblicklich Adrenalin aus – überall dort, wo der Körper Nerven besitzt. Sofort erhöht sich der Blutdruck, der Puls steigt, der Atem wird schneller, die Aufmerksamkeit intensiviert sich, und die Leistungsfähigkeit erhöht sich insgesamt. Statt wie das Kaninchen vor der Schlange zu erstarren, reagiert der Mensch durch die nun größere Energiebereitstellung in Sekundenschnelle mit einem Fluchtreflex – oder er ist bereit, den Kampf mit seinem Gegenüber aufzunehmen. Wenn das Andrenalin also zur richtigen Zeit in der richtigen Menge ausgeschüttet wird, kann es dabei helfen, uns an Stresssituationen anzupassen. Dann werden all jene Dienstleistungen des Körpers zurückgefahren, die im Notfall nicht gebraucht werden, etwa die Verdauung.

Doch wenn der Notfall zum Dauerzustand wird und mütterliches Adrenalin durch die permanente Aufregung ebenfalls in großen Mengen produziert wird, dann spielt die Chemie verrückt. Denn anders als beim Kortisol hilft hier kein Schutzmann, der in der Plazenta mit einem Stopp-Schild die Hormonströme regelt. Ein solch raffinierter Mechanismus ist leider nicht existent, sodass die Andrenalinwirkung von der Mutter unmittelbar an das Kind weitergegeben wird. Dieses reagiert, als wäre es auf einmal auf Krawall gebürstet, wurde dadurch im eigenen Gehirn doch so etwas wie ein Kabelsalat angerichtet. Die Überdosis an Adrenalin hinterlässt dann auch ihre Spuren: Der Verpackungscode der Erbinformation wird nachhaltig verändert.

Australische Wissenschaftler haben gezeigt, dass durch den mütterlichen Stress die entscheidenden Inaktivierungsmechanismen für das Adrenalin gestört werden, die nötig sind, um eine Stressreaktion wieder zum Abklingen zu bringen.[14] Durch diese Blockade oder Störung schießen die Stressreaktionen über das normale Niveau hinaus, der Blutdruck entgleist, und die heranwachsenden Kinder leiden später unter Herz-Kreislauf-Krankheiten.

Machtinstanz Mutterkuchen

Der Mutterkuchen vermittelt zwischen den Stresssignalen der Außenwelt und dem kindlichen Körper. Sind die Schleusen für die Stressbotenstoffe geöffnet, strömen sie ungehindert in den kindlichen Organismus und sind in der Lage, den empfänglichen Verpackungscode der kindlichen Gene zu modulieren. Die Bedeutung des Mutterkuchens ist damit aber noch längst nicht vorbei. So wirkt die Plazenta, wie Studien gezeigt haben, weiterhin durch den bekannten Prozess der Methylierung an der Inaktivierung des zweiten X-Chromosoms bei Mädchen mit (siehe Seite 23).

Darüber hinaus ist sie involviert, wenn es darum geht, Entzündungsstoffe der Mutter durchzulassen oder nicht.[15] Später ist dies möglicherweise dafür entscheidend, welche Infektionskrankheiten bei einem Kind oder Erwachsenen auftreten werden. Die Plazenta vermag dadurch im positiven wie im negativen Sinn über das Immunsystem eines Babys zu »herrschen«. Lässt sie zum Beispiel mütterliche Impulse (sogenannte Zytokine) durch, die das kindliche Immunsystem anregen, bestimmte weiße Blutkörperchen (Lymphozyten, insbesondere die T-reg-Lymphozyten) zu bilden, dann wird es im späteren Leben besser gegen eine Überreaktion des Immunsystems (Autoimmunreaktionen) gewappnet sein. So vermag sie zum Beispiel vor Allergien zu schützen.

Doch es kann auch zu einer Fehlregulation von Substanzen kommen, die das Immunsystem steuern. Hier tritt wieder das Hormon Kortisol auf den Plan: Ist der mütterliche Stress zum Beispiel zu hoch, gelangen wie gesagt größere Mengen an Kortisol ungeschützt in den kindlichen Organismus. Dann entgleist leicht das Immunsystem, und zwar in zwei völlig gegensätzliche Richtungen: So können die Immunfaktoren (Interleukine, Zytokine) bei dem Kind unterdrückt bleiben, sodass das Kind Erreger nur schlecht abwehren kann. Oder es tritt eine überschießende Reaktion dieser Substanzen auf, mit der Folge, dass das Immunsystem entgleitet und sich zum Beispiel gegen den eigenen Körper richtet.

Unser Immunsystem hat zwischen Skylla und Charybdis zu agieren, zwischen zwei Ungeheuern, die sich beide nichts nehmen, beide sind Meermonster. Mithin: Ein zu schwaches Immunsystem macht unseren Körper anfällig für vielerlei Infektionen, ein überreagierendes Immunsystem hingegen muss wiederum gegen körpereigenes Gewebe kämpfen – Autoimmunkrankheiten und Allergien können dadurch entstehen.

Die systemische Autoimmunerkrankung Wolfsröte (Lupus erythematodes) trifft beispielsweise besonders oft bei jungen Frauen auf (bei ihnen kommt sie zehnmal häufiger vor als bei Männern). Typisch für dieses Leiden sind die schmetterlingsgroßen Rötungen im Gesicht, daneben zählen Gelenkschmerzen und Durchblutungsstörungen in den Fingern zu den Symptomen. Bislang ist diese Abwehrreaktion des Körpers noch ungeklärt, aber es wird diskutiert, ob es dafür eine epigenetische Ursache gibt, eine Störung beim Verpackungsmuster der Erbinformation während der Schwangerschaft. Der Balanceakt, den das Immunsystem zu vollziehen hat, wird jedenfalls bereits während der Schwangerschaft determiniert, und zwar über die schon dargestellten Mechanismen des Verpackungscodes. Studien haben ergeben, dass dies besonders ab der 20. Schwangerschaftswoche passiert.

Und dass dem Mutterkuchen dabei eine große Bedeutung zukommt, hat man an eineiigen Zwillingen erkannt, die über zwei Plazenten verfügen. Sie unterscheiden sich – trotz des nahezu identischen Erbmaterials – eindeutig mehr als eineiige Zwillinge, die sich einen Mutterkuchen teilen.

Gefordert: Stressreduktionsprogramme für Schwangere

Wohl keiner der Faktoren, die sich in der Schwangerschaft prägend auf das spätere Leben des Kindes auswirken und die in diesem Kapitel angesprochen werden, drückt dem Kind seinen Stempel so auf wie Stress: Verhaltensauffälligkeiten wie Ängstlichkeit, Unruhe und Konzentrationsschwierigkeiten oder ein geschwächtes beziehungsweise überreagierendes Immunsystem machen deutlich, in welchem Ausmaß Körper und Psyche betroffen sind. Angesichts dieser weitreichenden Folgen forderten manche Wissenschaftler schon stressreduzierende Programme für Schwangere. Nicht ein einzelnes Stressereignis ist hier wie gesagt schädlich, sondern die anhaltende Wirkung von Stress. Für mich ist das auf jeden Fall ein Anlass, eine angehende Mutter krankzuschreiben, wenn sie mir über extremen Stress am Arbeitsplatz oder gar über Mobbing berichtet.

Folsäure: epigenetischer Schutz vor Fehlbildungen

In der Prägephase Schwangerschaft kommt besonders einzelnen Spurenelementen oder Vitaminen eine Bedeutung zu, die nicht nur die Entwicklung des Kindes beeinflussen können, sondern, wie wir inzwischen wissen, die Gesundheit nachhaltig bis ins Erwachsenenalter prägen. Zu diesen maßgeblichen Lebensbestimmern, die in eine gute, aber auch in eine weniger gute Richtung lenken können, zählt die Folsäure (auch Vitamin B9 genannt).

Haben Sie sich schon einmal die Frage gestellt, warum während der Entwicklung im Mutterleib unsere Nasen und Ohren aufhören, größer zu werden, warum unsere Finger, Arme und Beine sich auf eine bestimmte Größe einpendeln und warum unsere Organe wie Leber und Niere ihr Wachstum einstellen, wenn sie die vorläufige Größe erreicht haben? Warum also hat unser Körper als Säugling ganz typische Körperproportionen? Die Antwort lautet: Die entsprechenden Wachstumssignale, die unsere Gene erhalten, werden abgeschaltet. Damit beenden alle Organe ihre Entwicklung, wenn sie einen gewissen

Punkt erreicht haben und sorgen zum Beispiel dafür, dass ein menschliches Baby nicht plötzlich so große Ohren wie ein Elefantenjunges bekommt. Derzeit wird intensiv darüber diskutiert, ob ein Fehlen dieser Stoppsignale im späteren Leben Beschwerden verursacht und eine mögliche Ursache für Krebs ist.

An einzelnen Abschnitten der Embryonalentwicklung kann man das fehlerhafte Halt!-Schild in dramatischer Weise studieren – nämlich an der Ausbildung des Neuralrohrs, der ersten Entwicklungsstufe des zentralen Nervensystems: Werden die entsprechenden Gene mit falschen Stoppsignalen versehen, kann sich das Neuralrohr nicht richtig bis zum Ende entwickeln und schließt sich nicht. Solange das Neuralrohr aber offen ist, kann es weiterwachsen. Bei der Entwicklung im Mutterleib werden dann Nervenstränge abgedrückt, was nach der Geburt zu Lähmungserscheinungen und zu schweren Behinderungen führt. Daran hat die Folsäure entscheidenden Einfluss. Wie, das will ich Ihnen nachfolgend erläutern.

Offener Rücken durch Folsäuremangel

Mediziner wissen schon seit langem, dass zwischen der Folsäure der Mutter und der Gesundheit des Kindes ein enger Zusammenhang existiert. Zunächst waren es Bluterkrankungen (megaloblastische Anämie), die bereits in den Dreißigerjahren bei Säuglingen diagnostiziert wurden, wenn deren Mütter einen Folsäuremangel aufwiesen. In den Siebzigerjahren erhärtete sich die Feststellung über die enorme Bedeutung der Folsäure für das heranwachsende Kind. Es zeigte sich nämlich, dass bei einem gravierenden Folsäuremangel Missbildungen vorkommen können, wenn sich der Wirbelkanal des Rückenmarks nicht verschließt. Sie äußern sich vor allem in einer Fehlbildung, die sich Spina bifida nennt, ebenso bekannt unter »Neuralrohrdefekt« oder »offener Rücken«. Aber auch andere Schädigungen werden mit einer nicht ausreichenden Folsäurezufuhr während der Schwangerschaft in Verbindung gebracht: zum Beispiel die Lippen-Kiefer-Spaltenmissbildung und das Risiko, an einer Herzmissbildung zu erkranken.

Welch große Rolle Folsäure für das werdende Kind spielt, wurde deutlich, als man in einigen Gegenden Chinas, in denen besonders häufig Säuglinge mit offenem Rücken geboren wurden, die Frauen mit ausreichend Folsäure versorgte. Das Ergebnis war eklatant: Die Wahrscheinlichkeit für diese Fehlbildung sank bei Neugeborenen um 80 Prozent (auf tausend Geburten kamen nicht mehr fünf erkrankte Säuglinge, sondern nur noch einer).

Nicht erst während der Schwangerschaft

Obwohl Folsäure praktisch in allen Blattgemüsesorten (insbesondere in Spinat oder Wirsing), in Getreide und Innereien enthalten ist, kann auch bei uns ihr Bedarf vor allem in der Schwangerschaft nicht allein durch gesunde Ernährung gedeckt werden. Hinzu kommt: Hat eine Frau zuvor über viele Jahre die Pille genommen, ist ihr normaler Folsäurespiegel verringert. Folsäure ist so wichtig, dass eine zusätzliche Zufuhr nicht nur vom ersten Tag der Schwangerschaft an, sondern bereits davor und auch danach angeraten wird. Tatsächlich sinkt der Folsäurespiegel durch den enormen Bedarf des Kindes während der Schwangerschaft ungefähr um die Hälfte, sodass sich gezeigt hat, dass eine Zufuhr von 400 Milligramm pro Tag ideal ist. Nach der Entbindung sind Folsäurepräparate deshalb noch ratsam, weil das Kind mit der Geburt noch nicht fertig entwickelt ist.

Folsäure als Methylgruppenspender

Aber warum ist die Folsäure so entscheidend für das Kind? Die Antwort ist komplex – wie meistens, wenn es um derartige Kleinststrukturen geht, die unseren Körper auf vielen zentralen Stoffwechselwegen beeinflussen können. Das Besondere an der Folsäure ist, dass sie einen ihrer Bestandteile, einen Methylrest, auf andere Bausteine im Körper überträgt. So hilft sie dabei, dass sich wichtige Basen des DNA-Fadens, Purine genannt, bilden können (siehe Seite 16). Im Körper ist Folsäure vor allem bei der Zellteilung gefragt, denn jede Zelle benötigt diese DNA-Perlschnur, und bei der Bildung gesunder Blutzellen. Manche Eiweißbestandteile wie die Aminosäure Methionin sind bei ihrer Produktion auf die Methylgruppe der Folsäure regelrecht angewiesen. All diese Funktionen kennt man seit einigen Jahren.

Die Epigenetik hat nun herausgefunden, dass die Folsäure aber noch auf einer anderen Ebene für den Körper wichtig ist: Aus einem erstaunlichen, aber noch nicht vollständig geklärtem Grund ist das Methionin in der Lage, den von der Folsäure geschenkten Rest von Fall zu Fall auch wieder herzugeben. Der Methylrest wird dann, wie eingangs im Buch beschrieben, an den DNA-Faden angelagert. Eine Umverpackung hat stattgefunden, wodurch das Ablesen mancher Gene unterdrückt wird. Man vermutet nun, dass der offene Rücken letztlich auf eine solche fehlgesteuerte Maskierung der Erbinformation durch die Methylreste der Folsäure zurückgeht.

Die medizinische Wissenschaft hat sich noch nicht zu einem endgültigen Urteil durchgerungen, aber die Gefahr scheint groß, dass bei einem begrenzten Vorhandensein von Folsäure in den entscheidenden Prägemomenten einer Schwangerschaft nicht alle Rückenmarkzellen ausreichend gebildet werden und sich die Neuralplatte des werdenden Kindes nicht wie sonst zu einem Neuralrohr schließt.

Vorsicht vor zu viel Folsäure

Diese Erkenntnisse aus der Epigenetik bestätigen die bisherigen Empfehlungen, vor, während und nach der Schwangerschaft großzügig Folsäure zu sich zu nehmen. Allerdings sieht man das heute etwas anders als beispielsweise noch vor fünf Jahren: Da Folsäure auch direkt in die DNA-Bildung eingreift und damit die Zellteilungsrate beeinflussen kann, warnen Wissenschaftler inzwischen auch vor einem Zuviel. Das sei genauso schlecht wie ein Zuwenig dieses Vitamins. Einige Forscher sind der Meinung, dass durch ein Übermaß an Folsäure viele DNA-Bausteine so verändert werden, dass dies die Entstehung von Krebs auslösen könnte. Darüber hinaus scheint Folsäure auch das Allergierisiko zu erhöhen, wie man kürzlich beobachtet hat. Durch das verstärkte Anlagern der Methylgruppen an den DNA-Faden können nämlich Unterdrückungsmechanismen der Immunantwort betroffen sein. Die Folge ist eine überschießende Immunreaktion.

Es ist eine Gratwanderung, wie viel Folsäure jede Schwangere nun tatsächlich zu sich nehmen soll, vor allem da es genetische Unterschiede zwischen den Frauen gibt, wie gut sie die Folsäure verwerten können (siehe Seite 154). Daher ist es aus heutiger Sicht sinnvoll, die Folsäureaufnahme während der Schwangerschaft genau zu überwachen. Bei Frauen, die nach einer langen Pilleneinnahme schwanger werden wollen, kontrolliere ich den Folsäurespiegel deshalb automatisch. Ansonsten weise ich meine Patientinnen auf die Möglichkeit hin, wie wichtig diese Untersuchung sein könnte. Leider wird sie bislang noch nicht von den Krankenkassen getragen. Einzige Ausnahme ist die Kontrolle des Blutzuckerspiegels.

Cholin im Mutterleib – das Gedächtnis der Erwachsenen

Der tägliche Konsum eines weichen Eis zum Frühstück kann bei Erwachsenen den Cholesterinspiegel erhöhen, der im Zusammenhang mit schlechten Blutfettwerten diskutiert wird. Bei Schwangeren ist das tägliche Ei jedoch gut – denn es enthält eine Substanz, aus der alle Zellmembranen im Körper bestehen: das Lezithin. Da es gerade für Nerven wichtig ist, gilt Lezithin in der Volksmedizin auch als Nervennahrung. Dieser Inhaltsstoff, genauer dessen Bestandteil, das Cholin, scheint gerade für die schwangere Frau von großer Bedeutung zu sein.

Es wurde nämlich festgestellt, dass ein Fehlen dieser Substanz sich ungünstig auf die Entwicklung des Ungeborenen wie auch auf die des Säuglings auswirkt. Im Jahr 1998 gab die amerikanische National Academy of Sciences (nationale Einrichtung zur Förderung wissenschaftlicher Forschung) deshalb die Empfehlung heraus, dass werdende und stillende Mütter eine cholinreiche Nahrung zu sich nehmen sollen. Schwangeren riet man, 450 Milligramm pro Tag zu sich zu nehmen, stillenden Frauen 550 Milligramm.[16]

Obwohl Cholin in vielen Nahrungsmitteln, vor allem in Eiern, in der Leber und in Weizenkeimlingen, vorhanden ist und auch die Muttermilch Cholinbestandteile enthält, nehmen viele Amerikaner von diesem Nährstoff zu wenig zu sich. Oft steckt dahinter, dass sie diese Lebensmittel, die zugleich viel Cholesterin enthalten, in der Annahme, sich gesund zu ernähren, meiden oder zumindest zu reduzieren versuchen.[17] Über die Versorgungssituation von Cholin in Deutschland oder Österreich gibt es bisher keine Zahlen, allerdings kann man davon ausgehen, dass auch wir mit diesem Nährstoff nicht ausreichend versorgt sind. Doch der Körper erhält Cholin nicht nur über die Nahrung, er kann es zum Teil selbst synthetisieren. Bei einigen Menschen funktioniert diese Produktion jedoch nur eingeschränkt. Dazu komme ich noch später (siehe Seite 152).

Multitalent Cholin

Cholin ist – das wissen Mediziner schon seit langem – ein Allroundkönner. Es ist ähnlich wie das Cholesterin ein wichtiger Bestandteil von Zellmembranen, welche die Zelle umhüllen und die Voraussetzung für das Wachsen von Organen sind. Vor allem am Aufbau der Nervenmembranen ist das Cholin beteiligt, es ist also entscheidend für das zentrale Nervensystem. Cholin ist zudem Bestandteil des Neurotransmitters Acetylcholin, ohne den unser Gehirn und unsere Nerven nicht arbeiten können. Darüber hinaus spielt das Cholin eine Rolle bei der Blutgerinnung und wird auch für die normale Muskelfunktion benötigt. Das Tätigkeitsfeld dieses Multitalents ist damit aber noch nicht abgedeckt. Um Triglyzeride – das sind zum Beispiel Blutfette wie Cholesterin – aus der Leber abtransportieren zu können, ist Cholin ein nicht unentbehrlicher Helfer.

Auch Cholin steuert die Neuralrohrentwicklung

Doch warum ist Cholin gerade in der Schwangerschaft so wichtig? Hinweise darauf gaben zunächst Experimente mit Hamstern, Meerschweinchen und Ratten: Ungarische Forscher am Physiologischen

Verpackungskünstler aus dem Tierreich

Mittelmeerdiät für Mäuse

Welch große Folgen die Ernährungsweise auf den Verpackungscode hat und wie die Verpackungskünstler im Körper vorgegangen sind, konnte man bisher vor allem in Tierexperimenten nachweisen. Im ersten Kapitel erwähnte ich schon die Mäuseexperimente, die Randy Jirtle und Robert Waterland von der Duke University im Jahr 2003 durchführten (siehe Seite 14). Hier soll nochmals darauf eingegangen werden, zumal sie weltweit Aufsehen erregten.

Die Tiere, mit denen die Wissenschaftler ihre Versuche machten, waren keine gewöhnlichen grauen Mäuse, sondern »wildfarbene« Agouti-Mäuse. Diese fallen auf, weil sie dick und gelb sind. Doch damit nicht genug, sie neigen auch zu zwei Krankheiten, die bei ihnen ungewöhnlich gehäuft auftreten: Krebs und Diabetes. Schuld daran ist das sogenannte Agouti-Gen. Angesichts dieses Wissens kamen die beiden Forscher auf die Idee, die dicken Mäuse auf Diät zu setzen, und zwar genau zwei Wochen vor der Paarung und während der Schwangerschaft. Diese Diät lässt sich in etwa mit einer gesunden Mittelmeerdiät vergleichen. Da gab es zwar nicht viel frischen Fisch und Gemüse, sondern reichhaltig Folsäure, Cholin, Vitamin B12 sowie ein acetylhaltiges Nahrungsergänzungsmittel.

Wenn auch viele Diäten fehlschlagen, diese methyl- und acetylhaltige Nahrung hatte es in sich: Die Jungen, die die Agouti-Mütter zur Welt brachten, sahen völlig anders aus: schlank, klein und mit einem glänzenden braunen Fell. Es war erstaunlich, zu sehen, was Nährstoffe alles in einem Körper anrichten können. Fast konnte man meinen, dass der Handelsreisende Gregor Samsa in Franz Kafkas Novelle *Die Verwandlung* allein durch Essen von Blattsalaten oder Brokkoli eines Morgens als menschengroßer Käfer aufwachte. Selbstverständlich zeigten diese braunen, fitten Mäusenachkommen auch keine Veranlagung zu Krebs oder Diabetes – was die Wissenschaftler ebenfalls auf die Kost der Mütter zurückführten.

Dennoch blieb die Frage, wie diese geheimnisvolle Metamorphose vor sich gegangen war. Mit rechten Dingen? Anscheinend ja. Denn durch Jirtles und Waterlands Mäusediät mit den vielen Methylgruppen war eine Möglichkeit entstanden, geradezu hemmungslos neu zu verpacken. So dockten bestimmte Methylreste an dem Gen an, das für die gelbliche Farbe der Agouti-Mäuse zuständig war, und gestalteten es ganz um. Ähnlich forsch gingen auch andere Methylreste vor, bis die »neue« Maus fertig gescannt war.

Gelée Royale für Bienen

Fünf Jahre später stützten australische Wissenschaftler das, was die Amerikaner herausgefunden hatten: Dass nämlich Ernährung die Erbinformation so stark beeinflusst, dass sich das Äußere der Tiere verändert. Dem Team um Ryszard Maleszka von der Australian National University gelang es, Larven von Honigbienen so zu füttern, dass aus ihnen Königinnen wurden. Das führte zum Erfolg, weil sie eine geradezu aristokratische Ernährung erhielten: Gelée Royale, ein ebenso methylhaltiges Spezialfutter.

In dem Experiment zeigte sich zudem, dass die Larven achtundvierzig bis sechzig Stunden Zeit hatten, auf die königliche Kost zu reagieren. In dieser Phase ging es um alles oder nichts, um eine einmonatige Lebenszeit als Arbeitsbiene oder eine dreijährige Daseinsdauer als Königin mit der Möglichkeit, sich fortzupflanzen. Wird dabei das Königinnen-Gen nicht eingeschaltet, ist es aus mit dem sozialen Aufstieg, der weitere Entwicklungsprozess ist nicht mehr umzukehren. Vermutet wird hierbei, dass die Methylierung der Ausprägung bestimmter epigenetischer Informationen dient.

und Allgemeinen Pathologischen Institut der Universität Debrecen stellten schon Mitte des letzten Jahrhunderts fest, dass ein Fehlen von Cholin gravierende Auswirkungen hat:[18] Sie betrafen vor allem das Rückenmark und das Gehirn. Es scheint, dass die Nervenvorläuferzellen im Rückenmark (und im Gehirn) vom Cholin angeregt werden, sich zu teilen. Fehlt Cholin, wird das Neuralrohr in der embryonalen Entwicklung nicht geschlossen – ähnlich wie bei einem Folsäuremangel – und das Risiko, einen »offenen Rücken« auszubilden, erhöht sich.

Inzwischen ist bekannt, dass ungeborene Hamsterjungen das Cholin vor allem vom elften bis zum siebzehnten Schwangerschaftstag benötigen, um daraus zwei Strukturelemente der Nervenmembranen im Gehirn aufzubauen (wer es genau wissen möchte: Phosphatidylcholin und Sphingomyeline). Es ist anzunehmen, dass es beim menschlichen Baby ähnliche Zeitfenster dafür gibt.

Doch was genau hat Cholin mit dem Rückenmark und dem Gehirn zu tun? Wieder einmal gibt die Epigenetik Antworten. Es stellte sich nämlich heraus, dass das Cholin eine ähnliche Eigenschaft hat wie die Folsäure: Sie gibt Methylreste ab, die direkt in den Umbau des DNA-Fadens eingreifen und damit Einfluss darauf haben, ob bestimmte Gene an- oder abgeschaltet werden. Offensichtlich steht der offene Rücken wie bei der Folsäure im Zusammenhang mit einer fehlgesteuerten Verkleidung des DNA-Fadens durch die fehlenden Methylreste des Cholins.

Fehlendes Cholin, lebenslange Gedächtnisprobleme

Weitere Experimente mit Nagetieren haben Aufschluss darüber gegeben, dass ein Cholinmangel über den veränderten Verpackungscode der DNA noch an einer anderen Stelle im Gehirn ansetzt: Er verhindert die Nervenzellbildung in einer bestimmten Hirnregion, der die Form eines Seepferdchens hat, dem Hippokampus. Obwohl hauptsächlich die Embryonalzeit (sie dauert von der Befruchtung des Eis bis zum Ende der achten Schwangerschaftswoche) über die Ausbildung der Gehirnstrukturen entscheidet, besitzt diese Region eine besondere Eigenschaft: Sie kann sich noch nach der Geburt weiterentwickeln. Bei uns Menschen dauert es insgesamt vier Jahre, bis sich das »Seepferdchen« als »erwachsen« konfiguriert hat – aus diesem Grund ist es möglich, das Gedankenexperiment zu wagen und die Ergebnisse der Tierversuche auf den Menschen zu übertragen. Da der menschliche Hippokampus in diesen vier Jahren Speicher- und Abrufvorgänge im Gedächtnis regelt und während seiner gesamten Existenz Nervenzellen erneuert und nachbaut, bleibt das Cholin mit seinem Designpotenzial über die Schwangerschaft und die Phase des Stillens hinaus wichtig: Bei einem Mangel an Cholin können, so ist zu vermuten, Lernvorgänge gestört werden.

In anderen vergleichenden Experimenten mit Ratten konnte man diese Gedächtnisleistung sogar konkretisieren: Fehlendes Cholin sorgte bei den trächtigen Weibchen für eine Störung beziehungsweise eine verminderte Fähigkeit ihres visuellen und akustischen Gedächtnisses. Wurde Cholin durch entsprechendes Futter den werdenden Tiermüttern verabreicht, war die Gedächtnisleistung ihrer dann geborenen Jungen um 30 Prozent besser als bei den Nagerbabys aus der Vergleichsgruppe, deren Nahrung nicht mit Cholin angereichert wurde. Und das betraf nicht nur die Jungtierphase. Die Ratten hatten lebenslang unter dieser Beeinträchtigung zu leiden.

Damit hat Cholin – epigenetisch gesehen – eine noch weitreichendere Bedeutung als die Folsäure, denn es wirft seinen Schatten sogar noch weiter, nämlich bis ins Erwachsenenalter voraus. Ich komme darauf noch näher zu sprechen (siehe Seite 126).

Zwei Partner: Cholin und Folsäure

Einige Forscher verfielen durch die ähnlichen Eigenschaften von Cholin und Folsäure auf die Idee, dass diese Substanzen vielleicht eine Art Beziehung miteinander hätten. Und tatsächlich: Sie brauchen einander sogar so, wie man es sich bei einer Partnerschaft zwischen zwei menschlichen Individuen nicht vorzustellen vermag: Cholin und Folsäure sind während der Schwangerschaft derart eng miteinander »verbandelt«, dass sie ihre physiologischen Aufgaben nur erfüllen können, wenn sie beide in einem ausreichenden Maß vorhanden sind. Mit anderen Worten: Es herrscht zwischen ihnen eine extreme Abhängigkeit.

Der Schlüssel zum Altern

Forscher freuen sich immer, wenn sie etwas entdecken – besonders dann, wenn sie nicht damit gerechnet haben. Bei all den vielen Tierexperimenten mit Cholin bemerkte man ein weiteres interessantes Detail: Die Weibchen, denen man in der Schwangerschaft hohe Dosen an Cholin verfüttert hatte, brachten Jungen zur Welt, die im Alter nicht den erwarteten Gedächtnisverlust aufwiesen. Normalerweise verlieren sie im Laufe ihres Lebens Gehirnzellen – so wie auch wir Menschen. Nun aber stand man vor einer kleinen Sensation: Die Senilität des Gehirns war verhindert worden. Was hatte das zu bedeuten?

Es hat sich in den letzten Jahren gezeigt, dass der Alterungsprozess bereits im Mutterleib beginnt: Gleich zu Anfang einer jeden Schwangerschaft sondern sich in jedem Organ Zellen ab, die nicht die volle Reife erlangen und als Reservoir dienen, um beschädigte Zellen zu erneuern – im Gehirn laufen vergleichbare Prozesse ab. Diese Vorläuferzellen, die auf ihren großen Auftritt warten, werden auch als Stammzellen bezeichnet. Die Anzahl der Stammzellen, die während der Embryonalzeit in einem Depot abgelegt werden, entscheidet darüber, wie gut sich die Organe im späteren Leben regenerieren können.

Und nun schien es – wenigstens bei diesen Ratten –, dass man durch die Art der Ernährung, die man in der Embryonalzeit erhielt, diese lästige Vergesslichkeit oder abnehmende Denkkraft verlangsamen, wenn nicht gar stoppen konnte. Klar, sofort fragte man sich: Wäre ein ähnliches Ergebnis auch bei uns Menschen zu erzielen?

Leider hat man bis heute keine Antwort gefunden. Sicher scheint aber eines zu sein: Die Anzahl der Stammzellen, die während der Schwangerschaft als Reservoir angelegt werden und für die Regeneration beschädigter Zellen zurückgehalten werden, wird über die Nahrungszufuhr beeinflusst: Mit dem Cholin fallen die Würfel, dass spe-

Was sich in den Wechseljahren zeigt

Ein Cholinmangel ist häufiger, als man glaubt. Er ist mit zahlreichen Erkrankungen assoziiert – von Gefäßverkalkung bis hin zu neurologischen Störungen. In einer amerikanischen Studie stellten Wissenschaftler fest, dass weniger als zehn Prozent der untersuchten Kinder, Männer und (schwangeren) Frauen die von der amerikanischen National Academy of Sciences empfohlene Menge an Cholin zu sich nahmen.[19]

Weiterhin fand man heraus, dass ein Mangel bei Frauen in den Wechseljahren zu einer Fettleber führen kann, alternativ können sie Gelenkschmerzen entwickeln. Es ist zu vermuten, dass ihnen in der Embryonalzeit Cholin fehlte. Das wiederum bedeutet: Schon die eigene Mutter und möglicherweise auch die Großmutter waren in dieser Hinsicht schlecht versorgt.

Die Schutzfunktion der Östrogene

Aber wieso kommt dieses Defizit erst in den Wechseljahren zum Tragen, warum nicht vorher? Solange sich eine Frau vor den Wechseljahren befindet, wird sie durch das weibliche Hormon Östrogen geschützt, das in der Lage ist, die Cholinbildung anzuregen – der menschliche Körper ist nämlich nicht nur darauf angewiesen, Cholin über die Nahrung zu beziehen. Doch da der Östrogenspiegel in den Wechseljahren sinkt, wird genau zu diesem Zeitpunkt der Cholinmangel aktuell.

Da der Östrogenspiegel im Blut während der Schwangerschaft steigt, müsste eigentlich die mütterliche Cholinproduktion für das ungeborene Kind gesichert sein. Doch das ist es nicht. Der Bedarf des Embryos ist so groß, dass die Reserven dieser chemischen Verbindung, die sich in der Leber der Mutter befinden, rasch erschöpft sind.

Schilddrüsenunterfunktion bei Frauen

Für die Entwicklung des Ungeborenen ist ein weiterer Mikronährstoff von Bedeutung: das Jod. Es ist Bestandteil der Schilddrüsenhormone, die gleich dem Gaspedal eines Autos die Geschwindigkeit vieler biologischer Verbrennungsvorgänge regeln. Während dies seit langem bekannt ist, erstaunt ein kürzlich entdeckter Zusammenhang: Das in der Schilddrüse gebildete Hormon Tetrajodthyronin (T4) ist inaktiv. Die Umwandlung – und das ist das Aufregende – passiert auch in der Gebärmutter. Hier wird das T4, indem es ein Jodatom abspaltet, zum wirksamen Aktivisten T3 (Trijodthyronin), das immerhin noch drei Jodatome bindet. Offensichtlich findet dies in der Gebärmutter statt, da sie sehr viel Energie für die Entwicklung des Babys benötigt. Fehlt nun Jod, kann dies die Entwicklung des kindlichen Gehirns beeinträchtigen. Auf alle Fälle ist eine Schilddrüsenüberprüfung am Beginn einer Schwangerschaft wichtig, da Frauen viel häufiger zu einer Schilddrüsenunterfunktion neigen als Männer. Wieder einmal ist die Frauenspezifität dieser Erkrankung durch epigenetische Veränderungen am X-Chromosom mit ausgelöst.[20]

zielle Gene wie ein Lichtschalter angeknipst werden, damit sich aus dem Vorrat an Stammzellen Nervenzellen entwickeln. Auf diese Weise besitzt der mütterliche Organismus zumindest teilweise jene Schlüssel, die über das Altern entscheiden.

Die Balance zwischen Anregung und Unterdrückung

Doch die Methylgruppen des Cholins wirken auch bei der Organentwicklung mit: Die embryonale Entfaltung kann mit einem Konzept verglichen werden, das in der chinesischen Philosophie eine große Rolle spielt. Gemeint sind die Prinzipien von Ying und Yang. Sie stehen für etwas Gegensätzliches, für das Warme und Helle, für das Kühle und Dunkle. In der Zelle eines ungeborenen Kindes geht es nun darum, dass einerseits Befehle ausgegeben werden, die die Zelle anregen und damit ein neues Organ wachsen lassen. Andererseits werden auch Order erteilt, die eine ungehinderte Ausdehnung in Schranken halten und unterdrücken, sodass sich ein Herz menschlichen Dimensionen anpasst und zum Beispiel nicht endlos wächst. Im letzteren Fall spricht man übrigens von Unterdrückungs- oder Suppressionsgenen.

Die Balance zwischen Wachstumsanregung und Wachstumsunterdrückung entscheidet am Ende, wie viele Zellen unsere Organe besitzen werden. Dem Cholin kommt dabei in diesem Wechselspiel gegenüber der Folsäure noch ein besonderer Stellenwert hinzu. Das von ihm stammende Methyl ist in der Lage, sich frech und frei auf die Hemmgene zu setzen und dort kleben zu bleiben. In diesem Moment gerät aber das Gleichgewicht aus den Fugen – und verschiebt sich zugunsten des Wachstums, wie bei der eingangs beobachteten Feststellung, dass Babys in den letzten vierzig Jahren größer geworden sind.

So kompliziert die Stammzellen auf der einen Seite erscheinen, so können sie auf der anderen Seite durch einfachste Maßnahmen lebenslang determiniert werden – etwa durch eine entsprechende Diät der werdenden Mutter. Geschieht dies nicht, hat dies Folgen, die ihre Schatten weit ins Erwachsenenalter vorauswerfen. Der Ausspruch von Peter D. Gluckman im renommierten Wissenschaftsjournal *Science* »Living with the Past«[21] – Leben mit der Vergangenheit – ist dann auch durch die chemische Verbindung Cholin gegeben.

Das Kind leidet unter dem Alkohol der Mutter

So viel Gutes man auch über eine gesunde Ernährung für das werdende Kind und teilweise auch für die nächsten Generationen tun kann, so gibt es auch negative Aspekte, zum Beispiel Alkoholkonsum. Auch andere Genussmittel wie Zigaretten haben schädigendere Wirkungen, als man bisher angenommen hatte.

Obwohl man seit vielen Jahren vor Alkoholkonsum während der Schwangerschaft warnt, konsumieren laut einer Umfrage des Robert Koch-Instituts vierzehn Prozent aller schwangeren Frauen immer noch Wein, Bier oder sogar viel Stärkeres. Dabei entsteht für das werdende Baby eine besonders heftige Stresssituation: Über den Blutkreislauf nimmt das Kind das Ethanol (den Alkohol aus Wein, Bier oder Höherprozentigem) auf, das dann ungehindert die Plazenta passiert und zu dem Ungeborenen gelangt. Während die Plazenta in der Lage ist, das Stresshormon Kortisol, das die Mutter kurzfristig in Gefahrensituationen ausschüttet, zu deaktivieren (siehe Seite 109), ist sie beim mütterlichen Alkoholkonsum ohne jede Chance. Das Kind ist diesem Suchtgift vollkommen hilflos ausgesetzt, schon deshalb, weil es nicht wie die Mutter die Möglichkeit besitzt, Alkohol über die Leber abzubauen. Mit der Folge: Geringste Mengen von diesem Gift haben eine schädliche Wirkung auf das Wachstum der Nervenzellen.

Alkohol verändert den Verpackungscode

Neurowissenschaftler haben bislang zwei kritische Phasen identifiziert, bei denen die Entwicklungsstörungen Auswirkungen auf das spätere Leben haben: Die erste Phase beginnt, wenn bei der Mutter die Regel ausgeblieben ist und der Frühembryo die Anlagen für die großen Organe und damit auch für das Gehirn vorbereitet. In dieser Zeit gleicht das Kind einer Scheibe, die einen kleinen Kopf hat und – von diesem ausgehend – eine schmale Furche bildet. Das ist ein Hinweis darauf, dass sich langsam Gehirn und Rückenmark entwickeln. In diesem Stadium, das die dritte Schwangerschaftswoche einschließt, ist das Ungeborene besonders sensitiv: Die Stammzellen, aus denen später Nerven, Rückenmark und Gehirn hervorgehen, können jetzt grundlegend gestört werden, wenn Alkohol auf sie einwirken. Ähnlich kritisch ist die zweite Phase, die von der siebten bis zur zwanzigsten Schwangerschaftswoche reicht. In diesem Stadium vermehren sich die Nervenzellen besonders schnell und wandern zugleich auf ihre vorbestimmten Plätze, ein Prozess, der durch Alkohol gestört werden kann.

Es reichen dabei geringste Mengen, um ein verheerendes Werk in großem Ausmaß zu hinterlassen. So leiden alkoholgeschädigte Kinder an den vielfältigsten Symptomen: Sie zeigen eine verzögerte geistige Entwicklung, haben Schwierigkeiten mit ihrem Gedächtnis, können nicht gezielt etwas planen und ausführen, das räumliche Denken und Rechnen kann in Mitleidenschaft gezogen sein. Sie finden oft auch keinen Schlaf und können vielfach ihre Gefühle nicht unter Kontrolle halten, sodass sie wie aus heiterem Himmel Menschen beschimpfen, diese sogar angreifen. Die »Festplatte« im Gehirn ist so durcheinander geraten, dass die Kinder in ihrem Verhalten auffällig werden.

Bei all diesen Auswirkungen scheint der epigenetische Code direkt beteiligt zu sein: Dass die Gene nicht mehr so funktionieren wie sie sollen, in vielen Fällen einfach ihre Arbeit wie Streikende niederlegen, ist dadurch bedingt, dass Ethanol den Methylstoffwechsel beeinflusst, und zwar so, dass sich Methylgruppen an den Erbfaden anlagern und durch diese Vermummung Schalter für bestimmte Gene umlegen. Im Tierexperiment mit Mäusen hat man beispielsweise festgestellt, dass Alkoholeinfluss gerade in der frühen Zeit der Schwangerschaft, in der sich das kindliche Neuralrohr entwickelt, die Aktivität der Gene offensichtlich so beeinflusst, dass schwere Missbildungen die Folge sind.[22] Eine Parallele zum Folsäuremangel (siehe Seite 116) ist hier nicht zu übersehen. Ähnliche Vorgänge sind in der Schwangerschaft beim Menschen vorstellbar.

Verzögerte Hirnentwicklung und weitere Folgen

Das Zellgift Ethanol greift aber noch in einer anderen Form ein, und zwar so, dass es zu Störungen bei der Signalübertragung kommt – darin ist es der Deutschen und Österreichischen Bahn sehr ähnlich, wobei es hier auf molekularer Ebene passiert. Die Hirnentwicklung hängt nämlich davon ab, ob die verschiedenen heranwachsenden Gehirnteile untereinander mittels eines biochemischen Funksystems vernetzt sind, das die Modulation der einzelnen Regionen übernimmt. Dieses sonst ausgeklügelte System der Signalmoleküle kann durch Alkohol komplett durcheinandergewirbelt werden und eine Verzögerung beim Heranreifen der Hirnteile bewirken. Wobei es aber nicht nur um eine Verzögerung geht, sondern auch – das ist fast noch schlimmer – um eine mangelnde Koordination der Hirnregionen.

Eine kaum registrierte Tragödie

Jedes Jahr werden in Deutschland rund viertausend Babys mit beeinträchtigter Gehirnleistung geboren. Durch mütterlichen Alkoholkonsum können für das spätere Leben Tragödien angelegt werden, die eigentlich abwendbar gewesen wären.

Pflege- oder Adoptiveltern, die Kinder von alkoholkranken Müttern angenommen haben, ohne dass sie dies wussten, machten oft die Erfahrung, dass sie trotz größter Zuwendung keine Chance mit ihrer Erziehung hatten: Die geistig behinderten Kinder landeten oftmals im Gefängnis, in einer psychiatrischen Anstalt oder auf der Straße. Eklatant wurde das in den Familien, die mehrere Kinder adoptiert oder in Pflege angenommen hatten, wobei die anderen Geschwister sich vollkommen anders entwickelten.[23]

Noch immer werden diese massiven Folgen nicht richtig ernst genommen. Würden Industrieemissionen oder Nahrungsbestandteile ähnliche Katastrophen im heranwachsenden Menschen bewirken wie Alkohol, dann hätte man über diese Problematik eine heftigere öffentliche Diskussion mit dem Ziel, diese schädlichen Faktoren verhindern zu wollen. Wahrscheinlich würde man sogar die Schuldigen vor Gericht bringen wollen. Aber die Misshandlung im Mutterleib durch Alkohol wird kaum registriert – und es ist für das Kind ein Leid, mit dem es in einem hohen Maß sein ganzes Leben lang zu kämpfen hat.

Inzwischen gibt es sogar Hinweise darauf, dass Veränderungen des Verpackungscodes der Gene durch übermäßigen Alkoholgenuss sogar erblich sind: Wissenschaftler aus Südafrika haben in einer Studie einen deutlichen Zusammenhang zwischen chronischem Alkoholmissbrauch und der Veränderung der Erbinformation in Spermazellen festgestellt (siehe dazu auch Seite 94).[24]

Schäden durch Rauchen

Jeder weiß, dass der Genuss von Zigaretten während der Schwangerschaft besonders negative Auswirkungen hat, verengen sich dadurch doch die Blutgefäße der Mutter. Aber auch die Plazenta ist davon betroffen. Das Kind bekommt in der Folge ungenügend Sauerstoff und wird darüber hinaus schlecht ernährt. Verantwortlich dafür sind jene Schadstoffe, die mit jedem Zug aus der Zigarette dem Organismus der Mutter zugeführt werden.

Die Schadstoffe des Nikotins werden bei jedem Menschen mit aller Anstrengung von einem Entgiftungsenzym entsorgt, dem sogenannten cytochromalen Enzym B1 (CYP B1). Dieser Biokatalysator ist bei manchen Menschen aktiver, bei anderen weniger aktiv – je nachdem, in welcher Genvariante er vorliegt. Arbeitet er langsamer und belastet die Mutter ihren Körper nun mit Nikotin, dann ist die Möglichkeit, dass das Kind unter dem Schadstoff leidet, besonders groß. Obwohl selbst ein normal hart arbeitendes Entgiftungsenzym kein Freibrief für das Rauchen während der Schwangerschaft sein darf, muss beim Vorliegen einer genetischen Variation in diesem Entgiftungssystem noch eindringlicher auf die Gefahr hingewiesen werden, der die Mutter das Kind aussetzt.

Dass das Rauchen noch dazu Auswirkungen auf den genetischen Verpackungscode hat, lässt bereits folgende Beobachtung ahnen: Mütter, die in der Schwangerschaft rauchen, bringen Babys mit einem niedrigeren Geburtsgewicht zur Welt. Und dass das Geburtsgewicht ein verlässlicher Parameter dafür ist, dass Gene weniger aktiv waren als normalerweise, habe ich bereits an mehreren Beispielen deutlich gemacht. Rauchen inaktiviert darüber hinaus das Stress-Schutz-Enzym (siehe Seite 109), das dafür sorgt, dass das mütterliche Stresshormon Kortisol nicht an das Baby im Mutterleib weitergegeben wird.[25, 26] Dadurch kann das Kortisol ungehindert auch auf das Kind wirken mit den bereits beschriebenen Folgen. Das heißt, angehende Mütter, die unter Stress rauchen, schädigen ihr Kind in besonderem Maße.

Lichtmangel in der Schwangerschaft – Erkrankungen im Erwachsenenalter

Unser Erbgut ist in der Lage, mit der Umwelt in Dialog zu treten und entsprechend darauf zu reagieren. Lebens- oder Genussmittel sind eingängige Beispiele dafür, wie über äußere Faktoren die Erbinformation im Inneren einer Zelle beeinflusst wird.

Eine weitere spannende Beobachtung zur prägenden Phase der Schwangerschaft möchte ich Ihnen auch nicht vorenthalten: Wieder geht es um Genregulationsprinzipien, die in dieser Phase determiniert werden und die mitunter erst Jahrzehnte später durch das Auftreten von Krankheiten zu Buche schlagen. Ob diese weitervererbt werden, kann man heute noch nicht beantworten. Wichtig ist allerdings, dass sich in unseren Prägephasen Steuerungsmechanismen etablieren – auch durch äußere Einflüsse moduliert –, die über die späteren Jahre die Genaktivität steuern.

Im nördlichen Kanada tritt eine neurologische Erkrankung öfter auf als in vielen anderen Ländern dieser Erde. Sie nennt sich Multiple Sklerose und ist eine Autoimmunerkrankung, bei der sich das Abwehrsystem nicht gegen von außen in den Körper eindringende Erreger richtet, sondern körpereigene Zellen angreift. Da sich die Offensive vor allem auf das zentrale Nervensystem fokussiert, hat dies Sehstörungen, Nervenschmerzen und Muskellähmungen zur Folge.

Um dem Phänomen, also dem im Norden Kanadas gehäuften Auftreten dieses Leidens des zentralen Nervensystems, auf den Grund zu gehen, sammelten Wissenschaftler alle möglichen Daten über die betroffenen Personen. Die Fakten gaben sie in einen Computer ein, der sie nach bestimmten Fragestellungen auswerten sollte. Bei einer ersten Analyse stellten sie fest, dass sich der Krankheitsausbruch vorwiegend in den Monaten April und Mai ereignete.[27]

Verwundert registrierte man diese Tatsache, doch konnte man dafür anfänglich keine Erklärung finden – bis man sich daran erinnerte, dass auch andere Erkrankungen genau in diesen Monaten vermehrt auftreten. Bei diesen hatte man als Ursache das in der Schwangerschaft fehlende Vitamin D ausgemacht. Man nahm nun an, dass dies ebenso auf Multiple Sklerose zutraf.

Licht aktiviert Vitamin D

Multitasking nennt man die Fähigkeit eines Menschen, mehrere Tätigkeiten gleichzeitig oder in schneller Abwechslung zu bewältigen. Vitamin D ist auch so ein Tausendsassa, allerdings auf biochemischer Ebene. Da es in seiner chemischen Struktur den Eierstockhormonen sehr ähnlich ist, wird es nicht nur als Vitamin angesehen, sondern ebenfalls als ein Hormon beziehungsweise als eine Vorstufe eines Hormons. Seine Hormonfunktion erhält es unter Einwirkung von UV-Licht, das direkt auf die Haut fällt. Dieses neu entstehende Produkt heißt Vitamin D3 oder Colecalciferol. Vereinfacht gesagt: Nur wenn genügend Licht vorhanden ist, kann der Körper aus dem Vitamin D die für ihn wichtige aktive Form herstellen, das Vitamin D3. Dieses verbessert die Kalziumaufnahme im Darm, steuert den Einbau dieses Mineralstoffs im Knochen und ist auch für die Bildung von Zähnen und Zahnschmelz wichtig.

Fehlt nun das Hormon in der frühen Schwangerschaft, so fand man heraus, führt das zu Störungen des Immunsystems – in diesem Fall zu Multipler Sklerose, die hauptsächlich in der Lebensmitte eines Menschen ausbricht. Ob nun das Nervensystem vom körpereigenen Immunsystem attackiert wird oder nicht, scheint demnach auch vom Vitamin-D-Spiegel der Mutter in den ersten Wochen der Schwangerschaft abzuhängen. Kinder, die in den Monaten April bis Juni geboren werden – so die kanadische Studie –, scheinen in den nördlichen Regionen eine kritischere Entwicklungsphase durchzumachen als Kinder, die davor oder danach zur Welt kommen. Ihre ersten Monate im Bauch der Mutter erleben sie in einer Jahreszeit, in der die Sonneneinstrahlung äußerst gering ist. Mit der Folge, dass der Vitamin-D-Spiegel der Schwangeren sinkt. Doch wie kann man sich den Zusammenhang zwischen Vitamin D und der Erkrankung erklären?

Epigenetischer Lichtschalter für Vitamin D

Wieder einmal ist der veränderte Verpackungscode schuld daran, dass sich die Krankheit entwickelt. Australische Wissenschaftler haben kürzlich festgestellt, dass die Verfügbarkeit von Vitamin D in der Plazenta davon abhängt, wie die Erbinformation verpackt ist.[28] Offensichtlich scheint das UV-Licht zu steuern, ob die beteiligten Gene ein- oder ausgeschaltet werden, also genügend Vitamin D bereitgestellt wird. Ein Vitamin-D-Spiegel, der auf diese Weise verändert wurde, beeinflusst anscheinend das Immunsystem im Laufe des späteren Lebens – vermutlich wieder über epigenetische Prozesse. Dabei werden jene Gene aktiviert, die eine überschießende Autoimmunreaktion unterbinden – ein Vorgang, der über Jahrzehnte erhalten bleibt.

Osteoporoserisiko in der Schwangerschaft

Zahlreiche Studien belegen, dass zwischen dem Vitamin-D-Spiegel des ungeborenen Kindes und der Mutter eine direkte Korrelation besteht. Was liegt da näher als die Vermutung, dass auch die Hauptfunktion von Vitamin D im Körper beeinträchtigt wird, die des Knochenstoffwechsels? Besonders Frauen haben im Alter mehr Knochenprobleme (vor allem Osteoporose), wenn ihre Mütter in der Schwangerschaft nicht ausreichend UV-Licht erhielten. Mittlerweile entstehen in Deutschland durch Osteoporose oder Folgekrankheiten volkswirtschaftliche Schäden in Milliardenhöhe (je nach Berechnung variieren die Zahlen zwischen rund zwei und rund fünf Milliarden Euro[29]).

Und dabei ist ein Vitamin-D-Mangel bei Schwangeren keineswegs selten. So fand eine neuseeländische Studie heraus, bei der neunzig schwangere Patienten auf ihren Vitamin-D-Spiegel untersucht wurden, dass 50 Prozent der Studienteilnehmerinnen einen Gehalt aufwiesen, der unterhalb der empfohlenen Menge lag[30], und dass 25 Prozent sogar einen ernsthaften Vitamin-D-Mangel hatten.[31] In Ländern mit mäßiger Sonneneinstrahlung und kalten Wintern ist die Unterversorgung mit der aktiven Form von Vitamin D (also Vitamin D3) ein häufig diskutiertes Problem.[32]

Mediziner bringen die Osteoporose in der Regel nur mit der zweiten Lebenshälfte einer Frau in Verbindung, in der der Östrogenspiegel sinkt und sich der Knochenabbau dadurch verstärkt – für älter werdende Männer ist die Knochenerweichung tatsächlich ein wesentlich geringeres Problem. Wenig ist bisher aber darüber bekannt, dass der Grundstein für diese Erkrankung schon in der Schwangerschaft gelegt werden kann: Ähnlich wie ein Baum, der über seine Ringe nicht nur sein Alter verrät, sondern gleich einem Datenspeicher eine Menge an Information gesammelt hat, zum Beispiel über wechselnde Umweltbedingungen, so tragen die Knochen trotz ihrer Härte »Jahresringe« in sich, Spuren von früheren Jahren. Auch die Knochen haben ein ziemlich gutes Gedächtnis.

Tägliches Spazierengehen

Normalerweise sind 30 Nanogramm pro Milliliter von diesem Vitamin im menschlichen Körper. Wird in der Schwangerschaft nicht genügend Vitamin D in der Plazenta zur Verfügung gestellt – was wie gesagt über epigenetische Prozesse gesteuert wird –, merken sich die Knochen das und werden bei Frauen im Erwachsenenalter brüchiger. Vermutlich wird diese Auswirkung ebenfalls gesteuert über epigenetische Prozesse. (Allerdings ist dies nicht die einzige Phase in der weiblichen Biografie, die für die Knochen von Wichtigkeit ist. Auch in der Pubertät kann sich entscheiden, welche Härte der Knochen dann, wenn die Frauen in die Wechseljahre kommen, bewahrt.)

Es reicht täglich ein zwanzig- bis dreißigminütiger Spaziergang bei Helligkeit (UV-Strahlen werden nicht von Wolken aufgehalten), um die Versorgung der Plazenta mit Vitamin D anzuregen. Schwangeren kann ich also nur empfehlen, in den Wintermonaten einen Urlaub in der Sonne einzulegen, am besten sogar am Meer, damit sie gleichzeitig auch eine gute Versorgung mit Jod erhalten (siehe Seite 128). In unserer Klinik kontrollieren wir bei jeder Schwangeren den Vitamin-D-Spiegel, der leider wie in Neuseeland auch sehr oft unterhalb der empfohlenen Werte liegt. Trotzdem sollten es Schwangere nun auch nicht mit dem Sonnenbaden übertreiben und sich auch vor einem Zuviel an Sonne schützen. Paradox in diesem Zusammenhang ist aber Folgendes: Je dunkler die Hautfarbe ist, umso weniger aktives Vitamin D wird gebildet, da das UV-Licht durch die starke Pigmentierung nicht in die tieferen Hautschichten dringen kann.

Steigt der Vitamin-D-Spiegel nicht an, obwohl die werdende Mutter sich jedem Sonnenstrahl, der sich zeigt, aussetzt, sind Vitamin-D-Tropfen zu empfehlen. Babys kann man sie ebenfalls nach dem Stillen mit der ersten Nahrung geben, da die Entwicklung der kindlichen Organe ja mit der Geburt nicht abgeschlossen ist.

Das unerkannte Potenzial von Vitamin D

Es ist nicht falsch, wenn man Vitamin D als Alleskönner bezeichnet, zumal es in seiner Vielseitigkeit auch an allen möglichen Orten zu finden ist. Da es für unser Immunsystem eine so enorme Bedeutung hat, wird es etwa in manchen Organen hergestellt, um beispielsweise Krebszellen zu zerstören, so in der Lunge, in der Prostata und im Dickdarm. Früher war man der Meinung, das Vitamin würde in seiner Form als Colecalciferol nur in der Haut, in der Leber und in der Niere vorbereitet beziehungsweise fertiggestellt. Als dann entdeckt wurde, dass die unterschiedlichsten Organe die Kraft haben, diese aktive Form des Vitamins selbst herzustellen, war das dann doch überraschend. Aber im Hinblick auf evolutionäre Überlegungen ist diese Fähigkeit nicht die verkehrteste, werden auf diese Weise doch die jeweiligen Organe vor bösartigen Geschwulsten geschützt.

In weiteren Studien konnte man dann auch gezielt nachweisen, dass ein Defizit von Vitamin D das Krebsrisiko erhöht. Ob dies schon in der Schwangerschaft angelegt wird, in den entsprechenden Organen, ist bislang nicht erwiesen. Genauere Untersuchungen werden erst in der Zukunft Aufschluss darüber geben. Neueste Erkenntnisse deuten aber darauf hin, dass Diabetes, Bluthochdruck und das metabolische Syndrom (siehe Seite 108) durch einen mütterlichen Vitamin-D-Mangel in der Embryonalzeit vorherbestimmt sein können.

Welche Folgen haben Kaiserschnitt und Stillen für das weitere Leben des Kindes?

Merkt sich ein Kind, wie es geboren wird – ob per Kaiserschnitt oder auf natürlichem Wege? Ist Cäsar (nach dem der Kaiserschnitt benannt worden sein soll) möglicherweise so ein großer Feldherr und Genius geworden, weil er mit dieser damals völlig unkonventionellen Geburtsmethode das Licht der Welt erblickte?

Zwar ist es nur eine Legende, dass Cäsar nach einem regulären Kaiserschnitt, so wie wir ihn heute ausführen, seinen ersten Schrei tat. Denn seine Mutter überlebte die Geburt noch mehrere Jahrzehnte, was angesichts der operativen Methoden in der Römischen Republik, die viele Todesopfer mit sich brachten, eher unwahrscheinlich war. Möglicherweise haben die Römer aber mit diesem Geburtsmodus besondere Menschen charakterisieren wollen.

Der Trend zur Kaiserschnittgeburt

Heute werden in den Kreißsälen Hollywoods 80 Prozent der Kinder per Kaiserschnitt geboren, und auch in deutschen und österreichischen Kliniken ist die Schnittentbindung mehr und mehr an der Tagesordnung. Fast jedes dritte Kind kommt heute durch einen operativen Eingriff auf die Welt, Tendenz steigend.

Für die allgemeine Zunahme an Kaiserschnittentbindungen gibt es plausible Gründe, etwa das Älterwerden der Erstgebärenden und damit die erhöhte Zahl von Risikogeburten, die grundsätzliche Angst vor Komplikationen bei der Geburt, mithin eine plötzliche und unvermutete Unterversorgung des Kindes mit Sauerstoff. Und nicht zu vergessen: Die Neugeborenen werden immer größer, das betrifft auch Schulterumfang und Kopf – eine vaginale Entbindung dauert dadurch länger und bedeutet neben den größeren Gefahren vor allem auch mehr Stress – sowohl für die Mutter als auch für das Kind. Aus all diesen Überlegungen heraus entscheiden sich Schwangere und Mediziner immer häufiger für einen operativen Geburtsweg.

Obwohl europäische und amerikanische Gesundheitsbehörden keine substanziellen Einwände gegen die zunehmenden Kaiserschnittgeburten erheben, werden sie durchaus auch kontrovers diskutiert. Gerade in jüngster Zeit wird verstärkt die Frage gestellt, ob diese Form der Entbindung nicht prägende Einflüsse auf das Kind hat, die im späteren Leben ihren Niederschlag finden.

Wird das Immunsystem beeinflusst?

Neue Untersuchungen konnten belegen, dass Kaiserschnittkinder doppelt so häufig Atemstörungen haben wie spontan entbundene Säuglinge. Die Neuerkrankungsrate an Asthma verdoppelte sich beispielsweise bei Kindern in Deutschland, wie man in einer Studie der Universität München festgestellt hat, bei der Schulkinder im Zeitraum von 1997 bis 2003 untersucht wurden.[33]

Dass tatsächlich ein Zusammenhang zwischen Kaiserschnitt und Asthmarisiko besteht, bestätigt auch eine sogenannte Metaanalyse, bei der alle weltweit verfügbaren Untersuchungen zu dieser Thematik zusammengetragen und miteinander verglichen wurden. Das Ergebnis: Es konnte eine zwanzigprozentige Zunahme beim Krankheitsrisiko Asthma festgestellt werden.

Auch Lebensmittelallergien bei Kindern scheinen neben anderen Ursachen durch die Schnittentbindung begünstigt zu werden. In einer englischen Studie zeigte sich, dass sechs Prozent aller Kinder unter drei Jahren an allergischen Reaktionen leiden, die durch Lebensmittel ausgelöst werden. In den letzten beiden Jahrzehnten führte das verstärkt zu notwendigen Klinikaufenthalten – um 500 Prozent stieg die Rate dieser Klinikaufenthalte.

Gleiches gilt für den bereits in der Kindheit und Jugend entstehenden Diabetes Typ I, der durch einen Mangel an Insulin verursacht wird und deshalb oft auch insulinabhängiger Diabetes mellitus genannt wird. In zwanzig unabhängigen Untersuchungen gelang es, 9939 Diabetes-Einzelfälle zu erfassen, die schon in der Kindheit auftraten. Dabei fand man heraus, dass das Risiko, an diesem Leiden zu erkranken, bei einem Schnittentbindungsbaby um zwanzig Prozent erhöht war. Möglicherweise vergrößert sich außerdem das Risiko, als Erwachsener an Übergewicht zu leiden.

Zwar wird die Zunahme der Allergien auch durch Umweltverschmutzung, eine allgemein erhöhte Allergiebereitschaft und durch ein Zuviel an Vitamin D und Folsäure in der Schwangerschaft dafür verantwortlich gemacht, aber ebenso die ansteigende Kaiserschnittrate. Eine mögliche Erklärung, die man in den letzten Jahren dafür gefunden hat, ist, dass Kaiserschnittbabys eine verzögerte und auch veränderte Entwicklung von Bakterien im Darm haben und eine langsamere Produktion von Zytokinen aufweisen, also jenen Proteinen, die Wachstum und Differenzierung der Zellen im Griff haben und auch eine wichtige Rolle bei Immunreaktionen spielen.

Hinweise auf eine veränderte Darmflora

Der Darm eines Kindes ist während der Schwangerschaft steril und noch nicht mit Bakterien besiedelt, dies geschieht erst in den ersten Lebenstagen nach der Entbindung – wobei der Geburtsvorgang wohl darauf Einfluss nimmt. Das muss man sich so vorstellen: Babys, die die Vagina umgehen und per Operation entbunden werden, erleben auch eine geringere Verbindung zur mütterlichen Darmflora. Gerade der durchtretende Kopf eines Säuglings hat einen längeren Kontakt zum Scheidenmilieu der Gebärenden. Fehlt dieser Durchtritt, so vermuten manche Wissenschaftler, reduziert das die Darmbesiedelung mit den immungünstigen Bakterien, sogenannten probiotischen Bakterien (wie Bacteroides und Bifidobakterien). Stattdessen können sich die weniger günstigen vermehren. Um diese Erkenntnis endgültig zu erhärten, sind aber noch weitere Daten nötig.

Epigenetische Spuren in den weißen Blutkörperchen

Der Geburtsvorgang ist zweifellos ein dramatisches Ereignis, der für das Kind großen Stress bedeutet. Andere Forscher vermuteten deshalb weitreichendere Folgen als eine Beeinflussung der Darmflora, zumal auch eine Reihe unterschiedlicher Krankheiten damit in Verbindung gebracht wird. Dass eine Kaiserschnittgeburt prägend sein kann, im Sinne von veränderten Spuren im Erbgut, ließ schließlich eine erste epigenetische Studie aus Schweden vermuten. Die Wissenschaftler nahmen siebenunddreißig Neugeborenen Blut ab und untersuchten, ob die DNA in den weißen Blutkörperchen (Leukozyten) durch die Art des Geburtsvorgangs verändert würde.[34] Und in der Tat: Die Erbinformation derjenigen, die per Kaiserschnitt auf die Welt kamen, war stärker mit Methylgruppen versehen. Ganz offensichtlich hat der Kaiserschnitt also Spuren hinterlassen, die Einfluss darauf haben, ob Gene an- oder abgeschaltet werden – was sich allerdings einige Tage nach dem Kaiseschnitt wieder normalisierte. Warum daraus die angesprochenen Krankheiten resultieren, das bleibt bisher noch offen.

Immerhin weiß man aber aus anderen Zusammenhängen, dass die verstärkte Methylierung der Erbinformation auch Unterdrückungsmechanismen der Immunantwort beeinflusst (siehe Seite 114), sodass das Immunsystem aus der Balance kommt.[35] So erklären sich zum Beispiel Allergien, und so kann man auch einen Zusammenhang zur Häufung von Diabetes Typ I herstellen, der letztlich auch eine Immunreaktion gegen körpereigenes Gewebe ist.

Dass eine Geburt prägend wirkt, legt auch folgende Beobachtung nahe: Die sich im Darm des Neugeborenen ansiedelnden Bakterien bilden bestimmte Substanzen, sogenannte Butyrate, von denen man weiß, dass sie über die Bereitstellung von Methyl- und Acetylgruppen den Verpackungscode der DNA beeinflussen (siehe Seite 79). Wie oben beschrieben, ist die Ansiedelung mit Darmbakterien davon abhängig, ob die Babys über eine natürliche Geburt oder mithilfe eines operativen Schnitts zur Welt kamen.

Stressreaktionen bei der Geburt

Eine in letzter Zeit wachsende Zahl an Publikationen zeigt, dass nicht nur die Immun-, sondern auch die Stressparameter bei Kaiserschnittkindern anders aussehen als bei Spontangeburten. Die wissenschaftliche Gemeinde spricht es bereits aus, was die Ursache dafür sein könnte – die Epigenetik. So untersuchten britische Forscher das Stresshormon Kortisol aus der Nabelschnur von Babys unmittelbar nach der Geburt.[36] Dabei wurde das Hormon von Säuglingen, die auf natürliche Weise zur Welt kamen, mit dem von operativ entbundenen Babys verglichen. Es zeigte sich: Die konventionelle vaginale Geburt stellt einen höheren Stressfaktor dar. Die Kinder, die den normalen Geburtsweg erlebten, wiesen einen durchschnittlich höheren Kortisolspiegel in ihrem Nabelschnurblut auf als Säuglinge, die operativ zur Welt kamen.

Zwei Monate später wurden die Kinder aus den beiden Gruppen geimpft, was mit einem kleinen Stich unter die Haut verbunden war. Nun untersuchten die britischen Wissenschaftler die Reaktionen auf den Stich, dieses Mal wurde das dabei ausgeschüttete Stresshormon im Speichel der Kinder analysiert. Vaginal geborene Kinder wiesen eine erhöhte Stressantwort auf und hatten durch den kleinen Impfstich noch Monate nach der Entbindung einen höheren Kortisolspiegel als die durch Schnittentbindung geborenen Babys.

Die erhöhte Stressantwort, wie man sie nach einer normalen Geburt findet, muss allerdings nicht unbedingt eine schlechtere Ausgangsbedingung sein. Denn schnittentbundene Kinder haben nicht nur einen geringeren Kortisolspiegel im Blut, sondern weisen auch geringere Catecholamine (die Botenstoffe Adrenalin, Noradrenalin sowie Dopamin) im Lungengewebe auf, was mit einer erhöhten Anfälligkeit für Lungenerkrankungen in Zusammenhang gebracht wird.

Wir brauchen mehr Aufklärung über die Folgen

Noch können Mediziner keine endgültige Aussage formulieren, ob operative Schnittentbindungen ungünstige Auswirkungen auf nachfolgende Generationen haben. Da sich die epigenetischen Forschungsarbeiten auf diesem Gebiet gerade erst entwickeln, sind hier in der Zukunft noch aufschlussreichere Erkenntnisse zu erwarten. Dass die Art des Geburtsvorgangs weitreichende Folgen für das Kind haben wird, ist aber schon heute offensichtlich. Zwar befürworte ich persönlich den Kaiserschnitt immer noch sehr – nicht nur weil er die Gebärende vor stundenlangen Schmerzen bewahrt, sondern weil er den kritischen Zeitpunkt einer Geburt, den *point of no return*, umgeht. Doch muss man sich auch bewusst darüber sein, dass die Schnittgeburt auch Nebenwirkungen mit sich bringen kann. Möglicherweise haben wir diese bisher einfach unterschätzt. Heute müsste man Schwangere darüber deutlich mehr aufklären.

Bei all diesem Abwägen ist aber noch eines wichtig: Die schlechtesten Bedingungen haben Frauenarzt und Gebärende, wenn man einen Kaiserschnitt aus einer Notsituation heraus ausführen muss. Das ist zum Beispiel der Fall, wenn das Kind eine ungünstige Position in der Gebärmutter einnimmt oder der Muttermund verlegt ist. Da ist es immer noch besser, einen Eingriff frühzeitig in Erwägung zu ziehen.

Verändert Stillen den epigenetischen Code?

Interessanterweise scheint die Muttermilch das Allergierisiko durch einen Kaiserschnitt wieder auszugleichen: Wenn eine Mutter vier bis sechs Monate stillt, so schützt dies das Baby davor, später an Asthma zu erkranken. Das hat damit etwas zu tun, dass die menschliche Milch bestimmte Substanzen enthält, die das kindliche Immunsystem stärken. Natürlich könnte man hier die Schlussfolgerung ziehen, dass Kaiserschnittkinder möglicherweise seltener gestillt werden, weil manche Mütter nach der operativen Geburt stärkere Schmerzen haben, was das Ergebnis der vorliegenden Untersuchungen modifizieren könnte. Doch ist der Zusammenhang zwischen Schnittenbindung und Immunsystem damit noch nicht erledigt.

Da das Stillen das Immunsystem besonders stark beeinflusst und Stillen auch eine enorme Bedeutung für die Entwicklung autoimmuner Erkrankungen hat, also für solche, die sich gegen das körpereigene Immunsystem richten, liegt der Schluss nahe, dass auch hier epigenetische Prozesse dahinterstecken. Die Rolle der Muttermilch und des Stillens wird auch in diesem Fall in den nächsten Jahrzehnten noch mehr untersucht werden müssen.

Eine neue Schwangerenbetreuung

Krankheit und Altern beginnen bereits im Mutterleib: In diesem Kapitel habe ich an vielen Beispielen bereits gezeigt, dass die Erfahrungen und Erlebnisse in der sensiblen Entwicklungsphase von der Befruchtung bis zu den ersten Monaten außerhalb des Mutterleibs tiefe Spuren hinterlassen. Sie prägen das Kind meistens ein Leben lang und haben mitunter auch Auswirkungen auf nachfolgende Generationen. Das wirft ein völlig neues Licht auf die Schwangerenbetreuung, und meines Erachtens muss auch die Prävention in dieser Zeit einen ganz anderen Stellenwert als bisher erlangen.

1. Mehr Prävention zum Schutz des Kindes

Prävention ist für unsere Gesellschaft vor allem wichtig, um frühzeitig etwas gegen unsere »Hauptepidemie« zu tun, gegen das extreme Übergewicht, das bei uns weit verbreitet ist (siehe Seite 76). Prävention sollte deshalb schon in der Gebärmutter ansetzen: Mehr als bisher sollten Schwangere darauf hingewiesen werden, dass sie nicht zu viel essen, vor allem nicht zu viel Süßes, und nicht zu viele kohlenhydrathaltige Lebensmittel zu sich nehmen. Denn der hohe Glukosespiegel der Schwangeren hat ein Zuviel an Insulin zur Folge, das wiederum den Stoffwechsel des Kindes umprogrammiert (siehe Seite 103). Schon starkes Übergewicht der Mutter genügt, um das in ihr heranwachsende Kind dieser Insulinschwemme auszusetzen.

Zwar halte ich es nicht für realistisch, von Frauen zu fordern, auf ihr Gewicht zu achten, wenn sie schwanger werden wollen. Aber bereits in der **Aufklärung an Schulen** sollte das Thema mit berücksichtigt werden. Anstatt nur darüber zu informieren, wie ein Kondom aussieht oder wie es funktioniert, gehörte in den Aufklärungskoffer auch ein Bild einer Schwangeren mit extremem Übergewicht, das die gesundheitlichen Folgen für das Kind demonstriert. Meine persönliche Erfahrung ist, dass Mädchen bereit sind, viel zu tun, um die Möglichkeit einer Schwangerschaft zu optimieren und später einmal gesunde

Kinder auf die Welt zu bringen. Sie hören dann beispielsweise mit dem Rauchen auf, und warum sollten sie aus dieser Motivation heraus nicht auch auf ihr Gewicht achten? Hinweisen sollte man auch schon bei der Aufklärung der Jugendlichen, dass die Einnahme der Pille Folgen hat. Da sie ja den Folsäurespiegel im mütterlichen Organismus reduziert, kann dieser Mangel gravierende gesundheitliche Schäden für das Kind bedeuten (siehe Seite 116).

Wichtiger als tausend einzelne Gesundheitsempfehlungen zu beherzigen ist es meines Erachtens und nach dem heutigen Stand der Wissenschaft aber, dass Schwangere insgesamt **natürlich und gesund leben**. Das bedeutet, dass sie sich eiweiß- und vitaminreich ernähren. Zu den Forderungen, bei denen es keinen Kompromiss gibt, gehört hingegen der **Verzicht auf Nikotin**, wenn eine Frau schwanger ist. Manchen werdenden Müttern fällt das schwer, mitunter fehlt eine diesbezügliche Motivation. Auch Alkoholkonsum in der Schwangerschaft hat eine weitaus größere Tragweite, als man es bisher bedacht hat. Zur Schwangerenberatung gehört es meines Erachtens deshalb noch ausdrücklicher als bisher, auf die Folgen von Rauchen und Alkoholgenuss hinzuweisen.

2. Medizin des Streichelns

Meine Beobachtung ist, dass die meisten Schwangeren sich schon sehr bewusst ernähren. Von einseitiger Kost oder gar Unterernährung kann man bei uns bei nur wenigen Patientinnen sprechen. Was für angehende Mütter aber viel eher zutrifft, ist, dass sie sozialem Stress ausgesetzt sind. Und der hat, wie ich es schon ausgeführt habe, vielleicht die größten Folgen für die Gesundheit des Kindes.

Meistens erkundigen sich Frauenärzte bei einer Schwangeren, ob sie in ihrem beruflichen Alltag viel heben oder ob sie viel stehen muss, ob sie am Arbeitsplatz Gefahren ausgesetzt ist. Auch nach Akkord-, Fließband- oder Nachtarbeit wird gefragt. Wenn das der Fall ist, werden viele Schwangere ab einem bestimmten Zeitpunkt krankgeschrieben. Mit dem heutigen Wissen aus der Epigenetik wäre es aber viel wichtiger zu fragen: »Sind Sie an Ihrer Arbeitsstelle besonderem sozialen Stress ausgesetzt?«, »Werden Sie jetzt gemobbt, weil Sie schwanger sind?« oder »Sind Sie in der letzten Zeit gemobbt worden?«. Ich schreibe meine Patientinnen frei, wenn sie berichten, dass ihr Chef sie unter Druck setzt, seit sie schwanger sind. Und die österreichischen Versicherungen haben das bisher auch akzeptiert.

Es muss aber nicht immer der Beruf sein, der zu Stress bei den Frauen führt. Manchmal gibt es auch Probleme in der Partnerschaft, oder die Schwiegereltern üben Druck aus. Auch alleinerziehende Mütter haben natürlich eine besondere Form von Stress. All dies müsste der begleitende Arzt mit abfragen.

In meiner Sprechstunde versuche ich gerade bei Frühschwangeren herauszufinden, ob sie unter einem ganz persönlichen **psychischen Stress** leiden. Damit meine ich nicht einen einzelnen Streit mit dem Partner, bei dem mal die Türen knallen, sondern dauerhafte Konflikte. Das können Schwiegereltern sein, die sich für ihren Sohn eine andere Frau gewünscht hätten und dies die werdende Mutter nun nur zu deutlich spüren lassen. Es kann der eigene Vater und die Mutter sein, die vehementen Druck ausüben, das Kind doch abtreiben zu lassen, weil sie sich für die Tochter einen anderen Partner wünschen und überzeugt sind, dass es noch zu früh für ein Baby ist. Oder überhaupt schon immer der Meinung waren, dass »dieses Kind« es nie schaffen würde, ein eigenes Kind allein zu erziehen und Verantwortung zu übernehmen, es würde ja doch nur alles an ihnen, den Großeltern, hängen bleiben. Ein großer privater Stressfaktor kann auch der Partner selbst sein, der kein Interesse an dem werdenden Baby zeigt, vielleicht sogar noch glaubt, es sei nicht von ihm. Es gibt Partner, die schlagen ihre Frauen, und es gibt andere, die weglaufen, weil sie Angst davor haben, in Zukunft für eine Familie sorgen zu müssen.

Natürlich kann ein Gynäkologe nicht mit ein paar mitfühlenden Worten die Probleme der Schwangeren aus der Welt schaffen, aber wenn er von solchen familiären Hintergründen erfahren hat, sollte er vor diesen nicht die Augen verschließen und sich nur auf die vorgeschriebenen Schwangerenuntersuchungen konzentrieren. Aufklärung, was das für das Baby bedeuten würde, wäre sinnvoll, ebenso Hilfestellungen zu geben, in welcher Form eine psychotherapeutische Begleitung gerade in den ersten Monaten der Schwangerschaft nützlich wäre, um vor diesem Stress besser geschützt zu sein beziehungsweise ihn auch beenden zu können.

In den ersten Lebenswochen kann das Baby durch die taktilen Reize, also durch das Streicheln der Mutter, durch ihre Berührungen und die Sicherheit ihrer Anwesenheit dahingehend geprägt werden, wie gut es im späteren Leben Stress toleriert oder mit schwierigen Situationen fertig wird. Auch das zukünftige Kommunikationsverhalten entwickelt sich dadurch: So kann es ein Draufgänger werden oder eher einen ängstlichen Umgang mit anderen Menschen pflegen. Das habe ich ausführlich im zweiten Kapitel dargelegt (siehe Seite 34 ff.).

Diese enge Beziehung zwischen Mutter und Kind wird bereits in der Schwangerschaft aufgebaut: Das Kind riecht die Mutter schon in der Gebärmutter, durch das Fruchtwasser. Umgekehrt entwickelt übrigens auch die Mutter während der Schwangerschaft einen viel empfindlicheren Geruchssinn: Das während der Schwangerschaft gebildete Hormon Prolaktin, das vor allem das Wachstum der Brustdrüse steuert, erhöht nämlich zugleich die Zahl der Neuronen im sogenannten Riechkolben des Gehirns. Dadurch verbessert sich das Riechvermögen. Es wird allgemein angenommen, dass das dem Schutz des Kindes diente, da die Mutter mit einem verbesserten Geruchssinn schlechte Speisen besser identifizieren kann.

Mutter und Kind gehören also gleich nach der Geburt zusammen. Eine stundenlange Trennung, um medizinische Untersuchungen durchzuführen, sollte deshalb möglichst vermieden werden. Ich halte es auch für sinnvoll, wenn das Baby bei der Mutter im Zimmer schläft (Rooming-in), um so die frühe Mutter-Kind-Beziehung zu unterstützen und der Mutter von Anfang an die Möglichkeit zu geben, eine enge Bindung aufzubauen. Das Baby soll so lange und so oft bei der Mutter bleiben, wie diese sich um ihr Kind kümmern kann. Je mehr sie mit dem Kind schmust, umso besser ist es für dieses. Bei uns in der Klinik sind Mutter und Kind ständig zusammen. Allerdings besteht die Möglichkeit, dass die Kinder während der Nacht in unsere Kinderzimmer kommen, wenn die Mutter einmal durchschlafen möchte – das entscheidet aber ausschließlich sie.

Ist die Mutter nach der Schwangerschaft depressiv gestimmt – wir führen das auf einen starken Progesteronabfall zurück –, so versuchen wir dem entgegenzuwirken, indem wir das hormonelle Gleichgewicht wiederherstellen. Allerdings gelingt das nicht immer, sodass dann der Vater gefragt ist und den Kuschelpart übernehmen kann. Babys scheinen da Pragmatiker zu sein: Obwohl das Geruchssystem zwischen Mutter und Kind ein Unikat ist, nehmen sie die Kuscheleinheiten auch gern vom Vater an – zumal er auch etwas von dem Duft der Mutter an sich hat.

3. Personalisierte Medizin

Vor einigen Jahren, im Herbst 2002, erreichte uns ein Anruf aus Boston. Die Wissenschaftsredaktion eines amerikanischen Fernsehsenders wollte uns sprechen. Im ersten Moment waren wir ratlos, denn wie kam es, dass man an der Ostküste der Vereinigten Staaten uns überhaupt wahrnahm. Allerdings klärte sich die Sache bald auf. Ein Kamerateam wäre, so sagte uns die Sprecherin des Senders, in der nächsten Woche in Wien und hätte großes Interesse, gleichzeitig eine Sendung über unsere Bemühungen zu machen, genetische Unterschiede bei den Frauen in die klinische Praxis einzubeziehen. Durch zahlreiche Publikationen, die wir in Wissenschaftsjournalen veröffentlicht hatten, war man auf uns aufmerksam geworden. Zunächst wollten sich die amerikanischen Journalisten aber nur vor Ort informieren. Das taten sie dann auch, und danach entschlossen sie sich, tatsächlich eine kleine Dokumentation über dieses Thema zu drehen.

Unser Ansatz war damals noch ein wenig umstritten. Wir gingen nämlich davon aus, dass unsere Gene in hoher individueller Unterschiedlichkeit vorkommen, was nicht von jedem Wissenschaftler angenommen wurde. Diese Einzigartigkeit verglichen wir mit den Augen eines Menschen: Es gibt nur eine Form menschlicher Augen, allerdings können diese in unterschiedlichsten Ausprägungen vorkommen – blau oder braun, größer oder kleiner, mit verschiedenen Ober- und Unterlidern etc. Ähnlich ist es bei den Genen. Es existiert zum Beispiel nur ein Gen, das im weiblichen Körper Östrogen herstellen kann, wobei dieses Gen trotzdem von Frau zu Frau differiert und demnach spezifische Aktivitätsmuster aufweist. Damit haben die Genvariationen bei den Menschen nicht nur eine ästhetische Komponente wie bei den menschlichen Augen, sondern auch eine funktionelle. Die Gene arbeiten höchst unterschiedlich und erklären damit auch die Individualität von Krankheitsverläufen, Medikamentenwirkungen und Anfälligkeiten für verschiedene medizinische Probleme.

Wir widmeten uns relativ früh diesem Wissensgebiet, gründeten dafür auch eine kleine Spin-off-Firma, um entsprechende Untersuchungen vornehmen zu können. Denn damals gab es noch kaum Labors, die derartige genetische Differenzen diagnostizierten. Wir hatten dabei mit zwei großen Schwierigkeiten zu kämpfen: Einerseits warf man uns vor, wir würden das nur aus einem wirtschaftlichen Interesse heraus tun. Diese Bedenken waren leicht zu widerlegen, da von mir sehr viel persönliches Geld in die Firma investiert wurde.

Der zweite Vorwurf war berechtigter. Die junge Wissenschaft, die die klinische Bedeutung von genetischen Variationen erkunden wollte, verfügte noch nicht über so viele Daten, da sich die Untersuchungen über Jahre erstreckten. So gab man uns zu verstehen, dass ein hoher Evidenzgrad bei unseren Aussagen nicht erreicht werden könne. Es war nicht von der Hand zu weisen, dass das stimmte. Dennoch: Irgendwo musste man anfangen. Und wir bekamen mit den Jahren immer mehr Zuspruch.

Zwei Jahre vor seiner Wahl zum Präsidenten antwortete Barack Obama – er war damals Gouverneur – auf die Frage, was seiner Meinung nach in den nächsten Jahren ein Meilenstein in der Medizin werden werde: die personalisierte Medizin. Tatsächlich setzte sich diese in den wissenschaftlichen Publikationen mehr und mehr durch. Es ging nun um Fragen wie: Mit welcher Medikamentendosis soll eine Blutverdünnung durchgeführt werden? Warum wirken Krebsmedikamente bei manchen Patienten besser, bei manchen hingegen schlechter? Wer neigt zu Altersblindheit, wer nicht? Bei welchen Menschen sollte man eine besondere Vorsorge für den Verfall von Gehirnzellen schon frühzeitig beginnen?

All diese Fragen sind durch eine individuelle Genomanalytik zu erklären, aber es wird noch eine Zeit dauern, bis sich deren Erkenntnisse auch in der klinischen Medizin breitflächig durchsetzen werden. Die wissenschaftlichen Funktionäre von heute hatten das noch nicht in ihrem Ausbildungsplan und stehen deswegen, weil eben nicht damit vertraut, der Sache abwartend und skeptisch gegenüber. Wir selbst mussten das am eigenen Leib oft schmerzhaft erfahren. Trotzdem wird sich in den nächsten Jahren die Heilkunde durch die Kenntnis dieser genetischen Variationen umstrukturieren.

Auf die Schwangerschaft bezogen heißt das konkret: Welche kleinen genetischen Unterschiedlichkeiten einer werdenden Mutter beeinflussen das Heranreifen und das Wachstum des Kindes? Und diese genetischen Minimaldifferenzen werden uns mit Sicherheit auch in Zukunft mehr Auskunft darüber geben, in welchen Schwangerschaftsabschnitten sich welche prägenden Einflüsse entwickeln.

Hier vorschnell Tests zu entwickeln bringt aber wenig, solange es keine konkreten therapeutischen Empfehlungen für die Schwangere gibt. Hier werden die nächsten Jahre sicher einige spannende Neuerungen aus der Forschung mit sich bringen.

Ein Test lohnt sich aber schon heute, der Glukose-Toleranztest, mit dessen Hilfe ein Schwangerschaftsdiabetes festgestellt werden kann. Der Test lässt sich für wenig Geld einfach und schnell durchführen, wird allerdings in Deutschland nicht von den Krankenkassen übernommen. Dieses Screening ist eine sehr empfehlenswerte Maßnahme, mit der es gelingen kann, einer Reihe von Folgekrankheiten im späteren Leben des Kindes vorzubeugen.

Der kleine Unterschied im Erbgut

Kleine Unterschiede im Erbgut von Frauen beeinflussen das Heranreifen des Kindes. Gentests (von Fachleuten als *Single Nucleotide Polymorphism(SNP)-Diagnostik* bezeichnet), die dies feststellen, könnten Aufschluss darüber geben, welche Nährstoffe eine Schwangere zum Ausgleich zu sich nehmen soll. Ich bin davon überzeugt, dass diese Form der Prävention in den nächsten Jahren auf uns zukommen wird. Dazu einige Beispiele:

Genetische Variation in der Cholinsynthese

Das Cholin ist, wie schon beschrieben, für die Entwicklung des Kindes außerordentlich wichtig (siehe Seite 120). Es wird mit der Nahrung aufgenommen. Cholin ist aber so entscheidend, dass der menschliche Körper darüber hinaus Enzyme besitzt, mit deren Hilfe er es auch selbst herstellen kann.

Die Vorläufer des Cholins sind einfache Verbindungen, die aus einem Alkoholrest, einem Amin (Abkömmlinge des Ammoniaks) und einem Phosphat bestehen, deswegen heißen sie Phosphatidyl-Ethanol-Amin. Diese benötigen aber noch ein zusätzliches kleines Molekül, um zum Cholin zu werden, einen Methylrest, der von einer eigenen biologischen »Kutsche« an die Vorläuferverbindung angebunden werden muss. So heißt dieses Enzym dann auch Phosphatidyl-Ethanol-Amin-Methyltransferase. Das Transferenzym existiert in verschiedenen Genvariationen, so gibt es eine fleißigere und eine weniger fleißige Ausprägung. Je nachdem, wie schnell dieses Enzym arbeitet, wird mehr oder weniger Cholin im Körper gebildet. In Zeiten, in denen viel Cholin gebraucht wird – zum Beispiel während der Schwangerschaft –, ist es allerdings sehr hilfreich, zu wissen, ob man der Cholinzufuhr besondere Aufmerksamkeit schenken muss oder nicht.

Personen, die das Cholin nur mit Mühe selbst produzieren konnten – aufgrund einer genetischen Variation –, reagierten ziemlich bald auf einen Cholinausfall in der Nahrung, wie Studien einer amerikanischen Forschergruppe zeigten. Aber dieses Phänomen betraf nur die Frauen, bei Männern war das eigenartigerweise nicht so. Die nähere Analyse dieser kleinen Genvariante erklärte dann auch den entdeckten Unterschied bei den Geschlechtern. Da nur die Frau schwanger werden kann und das Cholin für die Entwicklung des Babys so wichtig ist, wurde die Aktivität dieses cholinherstellenden Enzyms anscheinend während der evolutionären Entwicklung unter die Herrschaft des Östrogens gestellt. Östrogene sind in der Lage, die Cholinsynthese zu stimulieren (vgl. auch Seite 127).

Diese kleine Genvariante betrifft interessanterweise genau jenen Abschnitt des DNA-Fadens, wo das Geschlechtshormon Östrogen angreift, um die Aktivität des Gens zu verstärken. Durch diesen kleinen Unterschied, der durch die Diät ausgelöst wird, kann das weibliche Geschlechtshormon aber nicht an die Steuerungseinheit des cholinherstellenden Gens »anknüpfen«, deswegen arbeitet es auch langsamer. Dass eine solche Nichtreaktion eines Enzyms in der Schwangerschaft von besonderer Relevanz ist, wird dadurch verständlich. Frauen, die ein schwach arbeitendes Gen haben, sollten also auf eine cholinreiche Ernährung achten.

Möglicherweise werden die Genvarianten in den nächsten Jahren so weit systematisch erfasst, dass sie in die Schwangerschaftsbetreuung eingehen werden. Dabei würde man beispielsweise aus der Mundschleimhaut einige Zellen entnehmen. Bei der Analyse könnte man erkennen, ob Enzymdefekte vorliegen, die eine vermehrte Cholinzufuhr notwendig machen. Wenn man noch vor der Schwangerschaft weiß, ob der mütterliche Organismus Mühe hat,

(Fortsetzung)

dieses entsprechende Gen zu aktivieren, wird eine besondere diätetische Beratung während der Schwangerschaft sinnvoll sein.

Genetische Variationen bei der Folsäureproduktion

Dass ein Folsäuremangel Probleme in der Schwangerschaft hervorrufen kann, habe ich ausführlich geschildert (siehe Seite 116). In unserem Institut gingen wir zeitgleich mit anderen Forschungszentren der Frage nach, ob nur die Folsäure allein dafür verantwortlich ist, dass Mangelerscheinungen beim Kind entstehen, oder ob auch genetische Unterschiede bei der Mutter eine Rolle spielen. Unsere Analysen zeigten, dass sich das kindliche Wachstum stark verlangsamte, wenn die Mutter eine bestimmte Form einer Reduktase in sich trug: Das kritische Enzym, das die Folsäure aktiviert und in Methyltetrahydrofolat umwandelt (Reduktase), kann nämlich eine unterschiedliche räumliche Struktur haben. Aktuell wird diskutiert, ob auch die plötzlich auftretende Schwangerschaftsvergiftung mit dieser genetischen Differenz zusammenhängt.

Genuntersuchungen haben nur dann einen Sinn, wenn man ihnen vorbeugend oder therapeutisch begegnen kann. Bei dieser kleinen Variation im Reduktasegen handelt es sich um eine funktionelle Schwäche, das Enzym arbeitet langsamer, kann aber angeregt werden, wenn man der Patientin mehr Folsäure anbietet.

Von diesen Beispielen, bei denen eine spezifische Genvariante ein differenziertes Vorgehen in der Schwangerschaftsbetreuung erfordert, könnte man noch einige hinzufügen. Unterschiede in mütterlichen Blutgerinnungsfaktoren gehören dazu, um ein Verbluten bei der Geburt zu verhindern. Je genauer man diese Mechanismen in Zukunft versteht, umso individueller können die Empfehlungen für die schwangeren Frauen ausfallen.

4. Nährstoffempfehlungen für Schwangere

Bis die Ergebnisse der Epigenetik in konkrete Nährstoffempfehlungen münden, werden sicher noch einige Jahre vergehen. Doch schon jetzt ist das sogenannte fötale Reprogrammieren, bei dem es darum geht, welche Organsysteme in welcher Schwangerschaftsphase besonders sensibel reagieren, ein Thema auf gynäkologischen Kongressen. Eine Zukunftsvision für die Geburtshilfe ist es, dass man nicht nur genau zuordnen kann, wann das kindliche Gehirn eine kritische Phase hat oder wann sich Niere und Herz entwickeln, sondern dass man auch schon konkrete Empfehlungen geben kann, wann welche Nährstoffe angezeigt sind. Dann wird man Schwangeren beispielsweise raten, dass sie bis zur zwölften Woche mit der Einnahme bestimmter Aminosäuren die Bildung der Nieren unterstützen können.

Ähnlich geht heute schon die Nutrigenomik vor, eine Forschungsrichtung, die das individuelle genetische Profil entwickelt, um Nahrungsmittel zu entwickeln, die ererbten Erkrankungen entgegenwirken. Aufgrund des genetischen Profils wird einem Allergiker dann zum Beispiel empfohlen, welche Lebensmittel er besser meidet. Wenn jemand zu Entzündungen neigt, hat er beispielsweise Erbanlagen dafür, dass bestimmte Botenstoffe der immunabwehrenden Zellen vermehrt gebildet werden, sogenannte Interleukine. Wer davon betroffen ist, kann frühzeitig Pflanzenpräparate zu sich nehmen, die reich an Salicylsäure sind. Weidenrinde ist da besonders hervorzuheben, ebenso Ringelblume, Sojabohne oder Estragon. Eine »Epinutrigenomik« wird dann die Ernährungsempfehlungen auf die einzelnen Entwicklungsphasen des Menschen abstimmen können – doch das ist bisher noch Zukunftsmusik.

5. Epigenetische Medikamente

Wenn äußere Einflüsse wie etwa Stress der Mutter, Unter- oder Überernährung den Verpackungscode verändern können, dann stellt sich natürlich auch die Frage im Umkehrschluss: Kann eine einmal vorgenommene Verpackung auch wieder korrigiert werden?

Zu den völlig neuen Kapiteln, die die Medizin derzeit aufschlägt, gehört auch das Bemühen, epigenetische Verpackungsmuster des Genoms, wenn sie in früheren Lebensjahren erworben wurden und möglicherweise mit einem erhöhten Krankheitsrisiko im späteren Leben verbunden sind, noch rückgängig zu machen. Im vorausgehenden Kapitel habe ich auf die Ergebnisse der Psychotherapie verwiesen und auch schon die Entwicklung von epigenetischen Medikamenten angesprochen (siehe Seite 63 und 70). Tatsächlich gibt es epigenetische Medikamente, mit denen man – meist im Rahmen einer Krebsbehandlung – jene Methylierungsmuster zu modifizieren versucht.[37]

Ein Beispiel ist die Valproinsäure, ein Wirkstoff, der klassischerweise gegen Epilepsie eingesetzt wird. Inzwischen wird er auch gegen bestimmte Formen von Blutkrebs verabreicht. Die meisten Wirkstoffe untersucht man derzeit aber erst in klinischen Studien. Das Epigallocatechingallat, ein Extrakt aus dem grünen Tee, ist so eine Substanz (siehe Seite 80), aber auch das Procainamid, das üblicherweise bei der Behandlung von Herzrhythmusstörungen Anwendung findet. All diese Mittel können möglicherweise auch beim Menschen sogenannte Tumorunterdrücker aktivieren.

Ähnlich wie der grüne Tee haben noch andere Substanzen aus der Natur medikamentenähnliche Wirkungen, die auf den genetischen Verpackungscode abzielen. Das Kurkuma aus der getrockneten Kurkumawurzel beispielsweise, das dem Curry seine leuchtend gelbe Farbe verleiht, beeinflusst die Faltung des Erbfadens. In Indien schätzte man das Gewürz schon seit Jahrtausenden als entzündungshemmendes Heilmittel. Nun scheint die neueste Forschung dieses überlieferte Wissen zu bestätigen.

Dass die Sojabohne als epigenetisch wertvoll gilt, habe ich bereits erwähnt (siehe Seite 79). Die Substanz heftet sich an Bindungsstellen für das Hormon Östrogen, das ja ebenfalls den Verpackungscode moduliert. Möglicherweise kann man auch die Omega-3-Fettäuren (sie kommen in Fischen und in verschiedenen Pflanzenölen vor) zu derartigen Korrekturstoffen des epigenetischen Codes zählen.[38]

Die Forschungen zu den epigenetischen Medikamenten gingen aber noch weiter: Um einer verminderten Anlegung von Bauchspeicheldrüsenzellen in heranwachsenden Tierjungen entgegenzuwirken, die durch eine mütterliche Mangelernährung zustande kommt und eine Gefährdung für einen späteren Altersdiabetes der Kinder darstellt, unternahm man mehrere Experimente mit verschiedenen Substanzen. Dabei stellte sich heraus, dass diese ungünstige Entwicklung für das Tierkind durch die Aminosäure Taurin abgemildert werden konnte.

Versuche mit Ratten legen die Wahrscheinlichkeit nahe, dass eine epigenetische Veränderung auch in größerem Umfang rückgängig gemacht werden kann. Dabei geht es um eine weitere spannende Substanz, das Leptin.[39] Beim Fettstoffwechsel dieser Nager sind wie beim Menschen hormonähnliche Substanzen – PPAR-alpha genannt – involviert, die den Abbau und die Speicherung von Fettmolekülen steuern. Mangelzustände während der Schwangerschaft, vor allem eine Unterernährung durch das Muttertier, führen dabei zu einer Verpackungsänderung des dafür verantwortlichen Gens: Es wird mit vielen Methylgruppen versehen. Nun zeigte sich in den Untersuchungen, dass ein Steuerungshormon der Fettzelle, das Leptin, diese Veränderung wieder stornieren konnte. In den Versuchen führte man es den Jungtieren deshalb unmittelbar nach der Geburt zu – die fehlerhafte Programmierung im Mutterleib konnte somit korrigiert werden.

Momentan ist es noch schwierig, die Verpackungsmuster genau zu erkennen und ihre medizinische Bedeutung zu beschreiben. Man befindet sich in einer vergleichbaren Situation wie vor Jahrzehnten, als die ersten Gene bekannt waren, das gesamte Genom der Wissenschaft aber noch wie ein einziges großes Geheimnis erschien. Wenn es aber gelingt, ähnlich wie den genetischen auch den epigenetischen Code zu analysieren, wenn man genau weiß, welche Bedeutungen die einzelnen Verpackungsformen des DNA-Fadens haben und wie dessen ungünstige Beeinflussungen in der frühen Lebensphase eines Menschen diagnostiziert werden können, dann ist sehr wahrscheinlich, dass es in Zukunft epigenetische Therapieansätze geben wird.

• Interview

Epigenetik und Evolution

Die wissenschaftliche Gemeinde akzeptiert die Epigenetik als zusätzliche Triebfeder der Evolution nicht einhellig. So war der Verhaltensforscher Konrad Lorenz der neodarwinistischen Auffassung, dass in unserem Erbgut genügend Mechanismen vorhanden wären, um Anpassung und Evolution zu ermöglichen. Prof. Dr. Bernd Lötsch, bis 2009 Generaldirektor des naturhistorischen Museums in Wien und Freund von Konrad Lorenz, steht einer epigenetisch verursachten »gerichteten Evolution« ebenfalls skeptisch gegenüber, ist aber offen, wenn sich diese Mechanismen bewahrheiten.

Ist der Mensch für Konrad Lorenz lediglich »das blöde Vieh«?

Lorenz sah den Menschen nie ernsthaft als »blödes Vieh«, sondern – wenn schon als »Vieh« – als das intelligenteste, lernfähigste aller. Als wichtigsten Unterschied zum Tier sah er nicht in erster Linie Besonderheiten wie Nutzung von Feuer oder Werkzeuggebrauch, sondern die Sprache, das begriffliche Denken, die Fähigkeit zur Erfahrungsweitergabe, etwa bei verbaler Schilderung einer Gefahr für Artgenossen, um sie zu warnen. Die mit der Sprache einhergehende zweite Evolution, nämlich die kulturelle, schien ihm als die wahre »Vererbung erworbener Eigenschaften«.

Gerade die enorme Plastizität menschlichen Verhaltens verleitet den *Homo sapiens sapiens* sogar, gewisse Grenzen, die ihm die biologische Evolution setzt, selbstschädigend zu überschreiten.

Das Ausbrechen aus instinktgesicherter »Natürlichkeit« erscheint so als tragische Bestimmung dieses »Kulturwesens von Natur aus« – als die wahre »Erbsünde«.

Hat Konrad Lorenz dem Menschen den freien Willen abgesprochen?

Lorenz wurde 1940 als Ordinarius für Psychologie auf den ehrwürdigen Lehrstuhl Immanuel Kants an die Universität Königsberg berufen. Dort gelang ihm, dem Verhaltensbiologen, der bedeutendste erkenntnistheoretische Fortschritt seit der »Kritik der reinen Vernunft«.
Er erkannte, dass Kants »a prioris«, die Voraussetzungen, die jedem zum Erkennen seiner Welt angeboren sind – Anschauungsformen wie Raum und Zeit, Kategorien wie zum Beispiel die Ursache-Wirkungs-Beziehung (Kausalität) – allmählich in der Evolution des Gehirns entstanden sind. Sie sind vorteilhafte Anpassungen an die Wirklichkeit, um darin lebenssichernd agieren, reagieren, sich orientieren und behaupten zu können. Den Tieren fehlen noch etliche davon – etwa das Erkennen von Ursache und Wirkung (Kausalität).
Deren kreatürliches Verhalten wird in einem zwingenden Korsett unreflektierter Triebe und Instinkte entschieden, genetischen Programmen, auch Vorerfahrungen, Prägungen, Traumata und Zwängen der Situation. »Daher kann kein Tier mehr, als es darf. Nur der Mensch kann mehr, als er darf.« Und tut es auch.
Doch wie frei ist er wirklich? Seine Willensentscheidungen spielen sich ebenfalls in Kausalketten oder -netzen ab. Ihre Qualität und Vielschichtigkeit hängen gewiss auch von Begabungen, Triebstärken, angeborenen Programmen, Temperament, Charakter, aber auch Wissen, Vorerfahrungen (auch im Unbewussten), kulturellem Hintergrund, ethischen Normen und ihrer Gewichtung ab, ebenso wie von momentanen Sachzwängen. Wie wäre es sonst möglich, dass Männer in bestimmten aggressionsfördernden Situationen, etwa hinter dem Steuer ihres blechernen Mini-Territoriums, »zu anderen Menschen werden« – oder vernunftbegabte Frauen sich in bestimmten Phasen ihres Zyklus hormonbedingt anders entscheiden, als es ihnen sonst entspräche?
Die Chance spezifisch menschlichen Handelns liegt in der Fähigkeit zur Selbstreflexion. Wer sich seine Motive bewusst macht und abwägt, handelt motiviert.

Dies war es, was Lorenz als die höchste Annäherung an die Freiheit meinte, als er sagte, Freiheit des Willens bedeute, motiviert zu handeln. Dem Netzwerk von Ursachen und Wirkungen entgeht man dabei aber prinzipiell ebenso wenig wie ein Tier.

Was würde Konrad Lorenz heute zu den Erkenntnissen der Epigenetik sagen, nach denen der Mensch ja drei Prägephasen hat, in denen sich unsere Gene noch einmal an die Umwelt anpassen können?

Dass Embryonen von Müttern mit Fettsucht und erworbener Diabetes später als Erwachsene zu solchen Störungen neigen oder Raucherinnen häufig Frühchen mit Mindergewicht gebären, ist nicht mit den biologisch sinnvollen Umweltantworten bei der Verhaltensprägung von Jungtieren vergleichbar.
Abgesehen davon hätte sich Lorenz als Mediziner und besorgter Evolutionsdenker lebhaft für die nun zunehmenden Hinweise auf stoffwechselphysiologische und genregulatorische Weichenstellungen an Embryonen und Föten interessiert – auch für die unbeabsichtigten Eingriffe in den Hormonhaushalt sensibler Entwicklungsstadien durch »*hormone disruptors*« oder »*hormone analagous substances*«.
Selbstverständlich hätte er rasch Konsequenzen für Elternverantwortung und Gesundheitspolitik diskutiert.

Hat Konrad Lorenz nicht auch schon geahnt, dass wir doch sehr anpassungsfähig sind? Immerhin hat auch er beobachtet, dass unsere Jugend von Generation zu Generation immer größer wird.

Lorenz hat nie das Lernen geleugnet – und uns durch seine Entdeckung der Prägung sogar eine besonders schicksalhafte Form des (irreversiblen) Lernens erschlossen. Er wusste aber auch, dass die hohe Lernfähigkeit und Flexibilität des *Homo sapiens* einer der Gründe ist, weshalb das uralte Menschenwesen dazu neigt, seine in Jahrmillionen entwickelten Anpassungsmuster zu missachten – mit der Konsequenz zuneh-

mender Zivilisationskrankheiten und Neurotisierungen in urbanen Ballungen und technischen Kunstwelten der Industriegesellschaft.
Das Beispiel der seit 1900 mit jeder Generation zunehmenden Körperhöhe (in fast jeder Familie, bei gleichbleibenden Strukturgenen) ist in der Tat hochinteressant und lässt sich durch Ernährungsfaktoren allein nicht hinreichend erklären.
Die heute diskutierten epigenetischen Effekte sind, soweit mir bekannt, keine sinnvollen Umweltantworten im Sinne verbesserter Anpassung.

Kann die Epigenetik der heutigen Evolutionstheorie nicht doch so etwas wie die »Vererbung erworbener Eigenschaften« hinzufügen?

Die Epigenetik rollt die spannende Frage neu auf, wie weit sich gerichtete (das heißt biologisch sinnvolle) Umweltantworten einer Generation der nächsten Generation mitteilen können. Die Betonung liegt auf »gerichtete« Umweltantworten.
Wenn Bakterien als Reaktion auf physiologischen Stress ein bestimmtes Enzym aktivieren (genauer die DNA-Polymerase 2, die für die Zellteilung wichtig ist), mag dies sinnvoll sein. Denn dadurch nimmt die genetische Vielfalt zu, und damit wächst die Chance, dass die härteren Umweltbedingungen mit ihrem schärferen Auslesedruck aus der vergrößerten Vielfalt auf geeignete Varianten treffen und diese zum Erfolgstyp heranzüchten. Sinnvoll ja – aber nicht gerichtet. Anpassung über Massensterben.
Tatsache ist weiters, dass sich mehr als die Hälfte der globalen Biomasse – vor allem die Einzeller – durch Zellteilung vermehren. Wenn nun ein Einzeller eine sinnvolle Umweltantwort gibt – etwa ein Bakterium bei reichlichem Vorhandensein von Milchzucker (Laktose) im Milieu das dafür nötige Enzym (Laktase) produziert (das heißt in seinem Erbgut die schlummernde Fähigkeit aktiviert, das Enzym Laktase zu bilden), ist dies eine vorteilhafte Umweltantwort – und diese wird der nächste Zellgeneration dann schon mitgegeben, – das heißt, das Gen wird in aktivster Form weitervererbt.

Was wäre eine gerichtete Umweltantwort bei höheren Organismen?

Eine solche läge vor, wenn zum Beispiel anhaltende Sonnenbräunung unter starker UV-Belastung über viele Generationen dahingehend wirken könnte, dass der induzierte Bräunungshormonspiegel der Mütter nicht nur in ihren Hautzellen, sondern auch in den Keimzellen beziehungsweise Embryonen zu einer gewissen Aktivierung der Gene für das Hautpigment Melanin führen würde – erkennbar etwa daran, dass die Neugeborenen bereits stärker pigmentiert oder mit einer rascheren, stärkeren Reaktionsfähigkeit auf Strahlung auf die Welt kämen.
Aber der heute dominierende strenge »Neo-Darwinismus« nimmt an, dass die Keimzellen nichts von der Bräunung des Elternorganismus mitbekommen, sondern auch über viele Generationen davon abgeschirmt bleiben.
Die dunkle Haut von Afrikanern, Sri Lanka Ceylonesen und Australiens Aborigines ist eindeutig eine voneinander unabhängige Parallelentwicklung als Anpassung an das starke Strahlungsklima.
Sie wird mehrheitlich »darwinistisch« erklärt, durch ungerichtete Zufallsvariation und scharfe Auslese durch die unbarmherzige Sonnenintensität. Die Bräunung ist sicher vorteilhaft. Sie schützt die Folsäure, einen wichtigen Fruchtbarkeitsfaktor, vor solarer Zersetzung in der Haut. Natürlich schützt Bräunung auch vor Melanom – einem häufigen Sonnenschaden der hellhäutigen, europiden Australier, wogegen es bei den Aborigines unbekannt ist.
Warum wenig belichtetete Hautpartien aber auch bei Schwarzafrikanern hellrosa bleiben, ist streng »neodarwinistisch« nicht zu klären. Wo läge der Fortpflanzungsvorteil heller Fußsohlen?

Was hätte Darwin dazu gesagt?

Darwin, einer der schärfsten Naturbeobachter aller Zeiten, hat in seinem langen Forscherleben und trotz der von ihm gefundenen Evolutionsmechanismen aus Variation und Selektion stets auch die »Vererbung erworbener Eigenschaften« angenommen – als ergänzendes Prinzip, welches mit dem Selektionsmechanismus nicht in Konflikt tritt, sondern durch diesen nur noch belohnt beziehungsweise beschleunigt wird. Als er seherisch zum Evolutionsmodell fand, kannte er weder die molekularbiologischen Grundlagen der Variation (zum Beispiel DNA-Mutation, Genrekombinationen) noch die chromosomalen Vererbungsvorgänge, geschweige denn die Mendel'schen Gesetze. Dennoch gelangen ihm die nötigen, überwiegend richtigen Schlüsse aus den Naturbeobachtungen und Tierzuchterfahrungen für seine Evolutionstheorie. Ebenso hatte er keine Ahnung von Epigenetik, erkannte aber bereits viele Phänomene, die sich eines Tages vielleicht durch Epigenetik erklären lassen werden.

Bei alldem sollten wir nicht vergessen, wie konservativ, wie strukturkonstant die DNA prinzipiell ist, das liegt schon in ihrer chemisch stabilen Natur – wie könnte man sonst aus Neandertalerknochen noch DNA-Reste bergen, deren Basenfolge (Sequenz) man mit Erkenntnisgewinn analysieren kann? Der Konservatismus der DNA ist ja eine enorm wichtige Absicherung evolutionärer Zellerfahrung gegenüber nur kurzfristigen Änderungen, die sonst auch vorschnell in die Irre führen könnten.

Ich kenne derzeit noch keinen sicheren experimentellen Nachweis für die »Vererbung erworbener Eigenschaften« beziehungsweise den gerichteten Umwelteinfluss auf Ei- und Samenzelle höherer Organismen, deren Ergebnis weitervererbt würde. Aber im Unterschied zu anderen Biologen wünsche ich mir so etwas und würde mich über diesen »Erdrutsch« in meinem Fach freuen. Ich wüsste mich hier mit Charles Darwin eines Sinnes, der aus heutiger Sicht ein »schlechter Darwinist« war.

Was wir unseren Kindern schuldig sind

Du bist, was deine Mutter gegessen hat, so kommentierte die Fachzeitschrift *New Scientist*, als man als gesichert annehmen konnte, welche prägende Rolle Umweltfaktoren wie die Ernährung auf die Entwicklung des Menschen haben können. Als nicht von der Hand zu weisen war, dass werdende Mütter in Hungerszeiten – die nicht selten Kriegszeiten waren – durchschnittlich kleinere Babys zur Welt brachten und heutige Schwangere aufgrund einer besseren Ernährung immer größere. Das hieß aber auch, dass das, was man seit Gregor Mendel und Charles Darwin dachte, so nicht mehr ganz stimmte. Nicht nur Gene und ihre zufälligen Mutationen sind für die Vererbung maßgeblich, wie die die klassische Genetik es annahm, sondern auch äußere Einflüsse, die an die Nachkommen weitervererbt werden.

Das zeigte sich daran, dass die weiblichen Babys von hungernden Frauen im Erwachsenenalter selbst wieder kleinere Kinder auf die Welt brachten, auch wenn der Gürtel längst nicht mehr enger geschnallt werden musste. Und die Babys von Frauen, die ein gutes Geburtsgewicht aufwiesen, bekamen später wiederum Kinder mit einer beachtlichen Durchschnittsgröße, selbst wenn sie während der Schwangerschaft Diät hielten.

Mit anderen Worten: Gene sind für die Vererbung nicht allein verantwortlich, sie werden von einem zweiten Informationssystem reguliert, das flexibel auf Einflüsse aus der Umwelt reagiert und damit eine geniale Überlebensstrategie darstellt. Diese Dynamik, die dieses zelluläre Netzwerk auszeichnet, beinhaltet aber auch, dass es oft nur als kurzfristige Adaption wirksam ist. Veränderungen etwa bei Bakterien, die durch einen elektrochemischen Methylierungsprozess ausgelöst wurden, wurden nach sechs, sieben Generationen wieder rückgängig gemacht, wenn der Reiz nicht mehr vorhanden war und nicht mehr die Notwendigkeit bestand, auf ihn zu reagieren. Auch epigenetische Veränderungen, die bei Kaiserschnittgeburten im Gegensatz zu normal geborenen Kindern zu beobachten sind, verschwanden einige Tage nach dem Eingriff.

Da die Epigenetik noch ein sehr junger Forschungszweig ist, können wir heute noch keine Aussagen darüber treffen, wie es bei Menschen aussieht, die ja viel länger leben als Bakterien. Noch können wir nicht mit Gewissheit sagen, ob ab einer bestimmten Generation beispielsweise Babys nicht mehr größer werden, obwohl sie weiterhin von Müttern überfüttert werden. Sicher ist nur, dass dieses Größerwerden sich nicht ins Unendliche fortsetzen kann, weil es dann allein schon schwierig werden würde, diese Kinder zur Welt zu bringen. (Ob das in den nächsten Jahrzehnten die Geburtshilfe als solche ändern wird, muss abgewartet werden.)

Eine Frage der Energie

Und dies hängt auch damit zusammen, dass Leben immer mit der grundsätzlichen Frage nach der Energie verbunden ist: Wenn etwas zu viel Energie kostet, setzt sich das nicht durch, und man lässt besser die Finger davon. Das mussten auch russische Forscher in den Fünfziger- und Sechzigerjahren erfahren, als sie versuchten, Mais, Aprikosenbäume und Kühe in der Arktis zu züchten. Man war völlig überzeugt davon: Pflanzt man das Getreide oder hält das Vieh nur lang genug in der fremden Umgebung, dann würden die – heute würde man sagen: epigenetischen – Anpassungsprozesse dazu führen, dass Mais auch in der Arktis geerntet werden kann. Statt neue Ertragsflächen für die sowjetische Bevölkerung zu gewinnen, hatte man aber nur volkseigenes Gut vernichtet. Die Maisstauden und die Aprikosenbäume gingen ein, die Kühe starben. Natürlich erfolgte keine Anpassung, der energetische Aufwand war einfach zu gewaltig.

Unser Lebensstil hinterlässt Spuren

Was aber durch die Erkenntnisse der Epigenetik nicht mehr wegzudenken ist, ist dies: Sie hat uns deutlich gemacht, dass wir heute nicht mehr von Vermutungen ausgehen müssen, wenn wir Mediziner eine gesunde Lebensweise propagieren. Sie manifestiert sich in unserem Körper, in unseren Zellen, in unserem Gehirn – und wirkt sich sogar auf unsere Nachkommen aus. Eine tiefere Spur kann ein Mensch mit einer bewussten Steuerung seines Essverhaltens kaum hinterlassen. Und besonders wichtig ist diese bei Schwangeren, die in dieser Phase extrem offen sind für Veränderungen in ihrem Stoffwechsel, sodass sie auf frische Zutaten achten sollten, mithin auf viel Obst und Gemüse, dazu viele Proteine, die aus Eiern, Magerquark und Fisch stammen sollten. Nicht zu vergessen und deshalb wiederhole ich es hier: Jeder werdenden Mutter empfehle ich – denn wir leben schließlich in einer Fastfood-Gesellschaft –, sich auf Schwangerschaftsdiabetes testen zu lassen. Was auch heißt: auf eine vielseitige Ernährung zu achten. Väter können mit dafür sorgen, dass all dies auch eingehalten wird. Und in den ersten Lebensjahren ihres Kindes sollten Eltern ebenfalls sicherstellen, dass es nicht übergewichtig wird.

Daneben sollte in der Schwangerschaft auf Alkohol und Nikotin verzichtet werden. Beide »Gifte« spielen bei einer Weitervererbung von gesunden oder ungesunden Körpermerkmalen an die nächsten Generationen erwiesenermaßen eine ähnlich wichtige Rolle. Aber auch Pestizide beeinträchtigen Keimzellen negativ und richten auf diese Weise einen Schaden an, der ebenfalls weitervererbt werden kann.

Wie wir unsere Kinder stark machen

Neben der Ernährung und Umweltgiften gibt es aber noch einen dritten epigenetisch wirkenden Faktor, der bekanntermaßen Auswirkungen auf die nachfolgenden Generationen hat und den ich für den wichtigsten halte: Stress. Dauerstress ist für Schwangere äußerst ungesund, und auch hierbei sollte der Partner helfen, dass dieser so gering wie möglich gehalten wird.

Stress hat aber noch eine andere seelische Dimension, nämlich dann, wenn damit verschiedene Formen des Missbrauchs verbunden sind. Da man sich das Umfeld einer Zelle ja nicht als statisch vorzustellen hat, sondern als eine dynamische, vernetzte und kommunizierende Einheit, tut man sich leichter mit dem Gedanken, dass bestimmte Signale aus der Umwelt kommen und es innerhalb des Körpers Antworten auf diese gibt – vermittelt durch die Aktivität von Nervenzellen. Was auch heißt, dass epigenetische Prozesse gerade in Entwicklungsphasen des Menschen an Gehirntätigkeiten geknüpft sind – wobei wir aber noch nicht genau wissen, wie dieses turbulente Zusammenspiel im Einzelnen funktioniert.

Lange ging die Wissenschaft davon aus, das Gehirn sei – ähnlich wie ein Computer mit vorinstallierter Software – bei der Geburt ebenfalls schon vorstrukturiert. Inzwischen wissen wir, dass auch das nicht stimmt. Unser Gehirn befähigt uns zu lernen. Das Leben selbst (und damit unsere Umwelt) ist unsere Software. Beim Gehen, Atmen, Essen, Lieben und Hassen, bei allem, was wir tun, schreiben wir permanent unser Programm selbst. Und jeder von uns schreibt ein anderes, sein ganz individuelles.

Bei unserer Geburt sind wir bereits mit Milliarden von Nervenzellen ausgestattet, doch unser Gehirn ist mithin mehr als die Summe dieser Zellen. Die Erkenntnisse, die wir im Lauf des Lebens machen, unsere Begegnungen mit anderen Menschen, die Vorbilder, die uns vorgeführt werden, formen unser Gehirn oder das, was wir unter Bewusstsein verstehen. Eine einzige Nervenzelle kann Millionen von Verbindungen herstellen – und da wir ja über Milliarden von Nervenzellen verfügen, kann man sich vorstellen, wie viele Verbindungen theoretisch möglich sind. All diese Verknüpfungen basieren auf gemachten Erfahrungen und Denkvorgängen – und auch diese sind verbunden mit Prozessen diverser Methylierungsmuster, die eine Umverpackung der Erbinformation verursachen und die Proteine bestimmen, die für eine reibungslose (oder gestörte) Signalübertragung der einzelnen Nervenstränge zuständig sind.

Betrachtet man sich Gehirne von Kindern, die von der Geburt bis zum dritten Lebensjahr stark vernachlässigt oder missbraucht wurden, zeigen sich einzelne Gehirnareale, zwischen denen keine Verbindung existiert – es sind die Bereiche, die für ein normales menschliches Verhalten zuständig sind. Diese Kinder haben es schwer, Mitleid zu empfinden, ihr Handeln zu kontrollieren und die entsprechenden Folgen einzuschätzen. Natürlich können sie ein Verhalten lernen – so wie Singvögeljungen von ihren Eltern lernen, wie sie zu singen haben, damit die anderen Rotkehlchen oder Spottdrosseln sie als Rotkehlchen oder Spottdrossel erkennen.

So können diese Kinder oder spätere Erwachsene bei ihren Mitmenschen Empathie beobachten und imitieren, ja, vortäuschen, aber sie empfinden nicht wirklich Mitgefühl mit anderen. Das Gehirn eines Menschen, der keine Liebe erfahren hat, ist somit nicht voll entwickelt. Ähnliche Folgen sind anzunehmen, wenn pubertierende beziehungsweise präpubertierende Kinder missbraucht werden. (Zur Erinnerung: Die Pubertät ist die dritte große Prägephase des Menschen nach der Schwangerschaft und den ersten Lebensjahren). Das kann durch Lehrer geschehen, wie sich das besonders in der katholischen Kirche gezeigt hat. Dies darf in keinster Weise beschönigt werden, auch wenn es immer noch versucht wird. Es ist davon auszugehen, dass uns die Folgen noch länger beschäftigen werden.

Der Missbrauch von jungen Menschen kann aber auch ein elektronischer sein. So können die Jugendlichen auch durch Porno- oder Gewaltdarstellungen geprägt werden: Experten vermuten, dass dreißig Prozent der 8- bis 13-Jährigen pornografischen Filmen im Internet folgen.[1] Bis zum 18. Lebensjahr sind dann die meisten längst mit diesen sie ein Leben lang begleitenden Imprägnierungsmustern in Berührung gekommen. Diese Einwirkungen sind so immens, dass die Folgen nicht absehbar sind (siehe Seite 52). Hier erfolgt ein Missbrauch von Kindern in größtem Stil.

Epigenetischer Tsunami

Immer wieder sollte man sich vor Augen halten: Auch wenn die Epigenetik innerhalb der Evolution nur wie eine Momentaufnahme erscheint, so kann sie doch wie ein Tsunami eine Menge aufwirbeln. Epigenetische Prozesse haben zwar in erster Instanz ein Überleben der Spezies im Auge, doch die eben genannten Einflüsse von außen könnten so machtvoll sein, dass eine günstige Anpassung nicht immer gelingt, etwa in Situationen, in denen sich Umweltkonstanten schnell ändern. Eine solche war gegeben, als man begann, Pestizide in einem großen Umfang einzuführen. Mit der Auswirkung: Innerhalb von zwei Generationen haben sich durch ihren Einsatz die Lebensverhältnisse von Menschen komplett verändert. Da kommt ein – im Gegensatz zur Genetik – biologisches Instant-Verfahren wie die epigenetischen Instrumente auch nicht mehr nach. Im Gegenteil: Durch ihr rasantes Wirken ist es innerhalb von wenigen Jahrzehnten zu einer Abnahme der männlichen Zeugungsfähigkeit gekommen (siehe Seite 84).

Eine Weitervererbung von schädlichen Einwirkungen zeigte sich auch bei einer Überfütterung von Babys. Dies kann, wie gesagt, zu einer neuen Zwei-Klassen-Gesellschaft führen: Auf der einen Seite die gesundheitsbewusste Elite, die sich perfekt ernährt, immer fitter wird und lange lebt – und auf der anderen Seite eine große Masse von Menschen, die sich von Fastfood ernährt, unter dadurch bedingten Zivilisationskrankheiten leidet und diese über epigenetische Mechanismen an die eigenen Kinder und Kindeskinder weitervererbt.

Wohin uns diese Entwicklung führen wird, können wir nur ahnen. Wir wissen noch zu wenig über die epigenetischen Vorgänge, wir wissen auch zu wenig darüber, wie sich unsere Umwelt entwickelt, wie wir selbst als Menschen auf die Herausforderungen der Zukunft reagieren werden. Da ich gezeigt habe, wie wichtig Kuscheln und Streicheln für Babys, wie entscheidend positive Vorbildfunktionen für Kinder sind, um aus unseren Kleinen starke Persönlichkeiten werden zu lassen, haben wir es selbst in der Hand, was in und mit den nächsten Generationen passieren wird. Es liegt auch an uns, den glücklichen und selbstbewussten Momenten in unserem Leben einen größeren Raum zu geben. Wie an Versuchen mit Affen deutlich wurde: Je mehr Sicherheit und Zuwendung sie als Baby bekommen haben, umso stressresistenter wurden sie als ausgewachsene Tiere. Im Hinblick auf dieses Wissen hat eine liebevolle Umgebung für jedes Kind eine große gesellschaftspolitische Relevanz. Moral und Ethik erhalten eine neue Bedeutung, wenn bei der Erziehung die Liebe mehr mitgedacht wird, im Sinne eines aktiven Liebens.

Streicheln, Schmusen und Herzen von Kindern führt dazu, dass sie sich im späteren Leben nicht von Bedrohungen bestimmen lassen, Rücksicht auf andere nehmen, Respekt empfinden. Mit anderen Worten: Wir würden stärker zu dem stehen, was wir sind, ein soziales Wesen in einer Gemeinschaft. Das heißt: Eine einfühlende Welt kann »gute« Informationen zum gelungenen Verpacken unserer Erbinformation beisteuern. Die Epigenetik eröffnet somit Möglichkeiten, viele Prozesse, die in unserem Organismus ablaufen, zu unserem Vorteil zu beeinflussen. Damit kommt sie einer kleinen Revolution gleich: Wir haben den freien Willen, unser Schicksal zu gestalten.

Die Kraft der Liebe

Das bedeutet nicht, dass wir die Welt nun in eine rosarote Liebeswatte packen sollen. Das ist auch gar nicht möglich. Und wir können kein Leben ohne Ängste führen, weil sie uns auch zu dem gemacht haben, was wir sind. Hätten wir keine, wären wir nicht in der Lage, in Notsituationen zu fliehen, könnten wir nicht einschätzen, ob der Mann dort an der Ecke einem die Kehle durchschneiden will.

Der Neurologe Joachim Bauer sagt: »Liebe ist für unser Gehirn der stärkste Motivator.«[2] Erst in der liebevollen Begegnung mit anderen Menschen spüren wir, wer wir sind, sind bereit, uns sozial zu engagieren, Mut zu zeigen und Verantwortung zu übernehmen. Beim Mobbing geschieht genau das Gegenteil. Bei ihm wird bewusst eine Person zerstört, indem man sie ausgrenzt, isoliert. »Das sind Metho-

War Darwin seiner Zeit voraus?

Schon Charles Darwin hatte daran geglaubt, dass erworbene Eigenschaften vererbt werden. Mit dem Vokabular seiner Zeit sprach er von einem »Seelchen«, das vom Körper in die Keimzellen geht. Das Seelchen war ein Stoff, eine Chiffre für etwas, das man nicht genau benennen konnte, ein Signal, das eben von der Körperzelle in die Keimzelle gelangt. Einzig die Neodarwinisten haben dieses Seelchen verbannt, weil sie offensichtlich nichts Umweltprägendes akzeptieren wollten. Mithin war schon Darwin – wie der französische Botaniker und Zoologe Jean-Baptiste Lamarck – ein überzeugter Epigenetiker.

den, die nicht nur zu einer psychischen, sondern letztlich auch zu einer biologischen Zerstörung führen.«[3]

Rudolf Jaenisch, der am Whitehead-Institut in Boston arbeitet und 1976 die erste Genmaus schuf, sagt dazu: »Letztlich stellt die Epigenetik die Einbahnstraßenschilder dar, und die können wir nun umdrehen. Oder ganz entfernen.«[4] Die Zelle ist unser Gedächtnis für all das, was wir tun, was wir essen, wie wir miteinander umgehen. Sie vergisst nichts, und tief graben sich die Spuren unseres Lebens in das unser Kinder ein. Wir können das ignorieren, wir können das aber auch als eine große Chance sehen. So wie es einige Generationen dauert, bis wir schreckliche Erlebnisse wie Krieg oder Terroranschläge nicht mehr ständig im Kopf haben, so können Väter und Mütter durch ein bewusstes Leben auf eine gesunde und glückliche Zukunft ihrer Kinder und Kindeskinder einwirken. Es ist eine Expedition in eine aufregende Welt menschlichen Gemeinsinns. Es bedeutet, dass wir damit die Verantwortung für unseren Lebenswandel übernehmen, Stress abbauen und viel mehr Fürsorge zeigen müssen. Das kostet Kraft – aber es könnte sich lohnen, weil wir auf diese Weise Liebe und Gesundheit vererben.

Zukunft: epigenetische Krebstherapie

Krebs heilen – lange bestand die Hoffnung, das mit der Entzifferung des menschlichen Genoms, mit einem Einblick in dessen Funktionsweise so etwas gelingen könnte. Doch seit einiger Zeit ist den Wissenschaftlern klar geworden, dass sich ihr Fokus ändern muss. Ein einfacher Zusammenhang zwischen Genen und spezifischen Krankheiten besteht oft nicht, er wird stattdessen durch eine Störung des epigenetischen Netzwerks bestimmt. Die Genetik ist bei der Erklärung und Therapie von derartigen Erscheinungen, die den Körper aus der Balance gebracht haben, zwar kein »Auslaufmodell«, aber es wird angenommen, dass beispielsweise Krebs in einem hohen Maße von epigenetischen Vorgängen mitverursacht wird.

Anfällige Reparaturmechanismen und Viren-DNA

Der größte Risikofaktor für das Karzinom ist das Altern. In der zweiten Lebenshälfte treten verschiedene Karzinome häufiger auf, was man in der Vergangenheit mit zunehmenden DNA-Schäden erklärt hat. Heute weiß man allerdings, dass Zellen, deren DNA im Lauf der Zeit eine Veränderung erleiden, entweder sofort korrigiert oder in den programmierten Zelltod geschickt werden, einem biochemischen Selbstmordprogramm. Die Anhäufung von Fehlinformationen mit fortschreitendem Alter müssen also einen anderen Grund haben, er liegt wahrscheinlich in einem veränderten epigenetischen Code: Methylierungen im Promotorbereich, also in dem Bereich, der das Ablesen der Gene initiiert, nehmen zu. Gleichzeitig klingen die Methylierungen in den übrigen Genabschnitten ab. Diese werden dadurch tatsächlich fragiler, während die Methylierung im Kontrollbereich das Gen ruhig stellt. Damit werden im Alter zunehmend Gene außer Betrieb gesetzt, die die Reparatur und die Überwachung der Zelle steuern. Und genau dieser Mechanismus macht die Zelle anfälliger für Krebs. Das Wächtergen p53 hemmt zwar die Ausbreitung von Krebszellen, ist es allerdings in seinen Funktionsbereichen methyliert, wird es dadurch untätig gemacht.

An der Veränderung der epigenetischen Codierung, wie sie im Alter auftritt, hat auch die virale DNA ihren Anteil. Bei jeder Virusinfektion, die wir durchstehen müssen, drängen sich virale DNA-Stücke danach, sich in unser menschliches Erbgut einzugemeinden. In vielen Organen des Körpers lässt sich eine virale DNA nachweisen, die den Menschen offensichtlich frank und frei als Wirtstier benutzt, ohne dass diese Viren beziehungsweise ihre DNA zum Ausbruch einer Krankheit führen müssen. Diese Inaktivität haben sie einer verstärkten Methylierung zu verdanken. Wissenschaftler gehen sogar davon aus, dass der Mensch zu vierzig Prozent aus Fremd-DNA besteht. Dass wir nicht schon ein einziges Virusfeld sind, ist eben diesem epigenetischen Mechanismus der Hypermethylierung zu verdanken, der im Akutfall abgerufen werden kann.

Hoffnung für die Zukunft

Große Hoffnungen liegen deshalb auf der Entwicklung epigenetischer Therapien – vor dem Hintergrund, dass Genverpackungen auch rückgängig gemacht werden können. Speziell DNA-Methyltransferasen – das sind Enzyme, die Methylgruppen auf die Basen der DNA übertragen – und Histon-Deacetylasen – Proteine, die im Zellkern Komplexe mit der DNA ausbilden – versprechen einen antikrebserzeugenden Effekt. Bislang sind diese Medikamente noch nicht genau auf die verschiedensten Tumoren ausgerichtet. Sie sind somit noch keine epigenetischen Präzisionsmedikamente, die entsprechende Fehlentwicklungen reversibel machen können. In wenigen Jahren wird die Forschung hier aber um einiges weiter sein.

Prägezeiten des Lebens

1 Zit. nach U. Bahnen, Erbgut in Auflösung. Die Zeit, 12. Juni 2008, Nr. 25.

2 P. Spork, Der Zweite Code. Epigenetik – oder Wie wir unser Erbgut steuern können. Reinbek, Hamburg, 2009, S. 47 f.

3 J. Al-Khalili, Qantum: Moderne Physik zum Staunen. Spektrum Akademischer Verlag, Heidelberg, 2005, S. 232 f.

Erziehungsfehler werden epigenetisch fixiert

1 J. Bowlby, Bindung. Eine Analyse der Mutter-Kind-Beziehung. Kindler Verlag, Berlin, 1982, S. 122.

2 J. Wettig, Frühe Bindungserfahrung beeinflusst Genaktiviät. Weitreichende Folgen frühkindlicher Traumatisierung. Hessisches Ärzteblatt 2010, 4, S. 223–229.

3 Siehe dazu: V. Stollorz, Ganz allein gehen sie ein. Das Hirn junger Affen nimmt bereits Schaden, wenn sie auch nur vorübergehen leiden. Die Zeit, 15. November 2009, Nr. 46.

4 Siehe dazu auch Jürgen Wettig, a. a. O., S. 227.

5 www.berlinonline.de/berliner-zeitung/archiv/.bin/dump.fcgi/2009/1121/wissenschaft/0117/index.html

6 S. Kastilan, Hirnforschung und Genetik. Molekulare Spuren kindlicher Gewalterfahrungen. FAZ, 28. Mai 2008.

7 F. Schneider u. G. R. Fink (Hrsg.), Funktionelle MRT in Psychiatrie und Neurologie. Springer-Verlag, Berlin, 2006.

8 C. Sue u. L. Getz, Monogamie bei der Präriewühlmaus. Spektrum der Wissenschaft 1993, 8, S. 62–67.

9 M. Kosfeld u.a., Nature 2005, 435, S. 673–676.

10 J. Bauer im Interview mit U. Schleich: Mitgefühl ist ein göttliches Geschenk. Wiener Zeitung, 6. Oktober 2007.

11 http://www.welt.de/die-welt/vermischtes/article8271039/Generation-Porno.htm

12 J. M. Koch u.a., Psychother Psychosom 2009, 78(3), S. 187–192.

13 www.sueddeutsche.de/jobkarriere/529/337377/text/

14 www.emma.de/ressorts/artikel/amoklauf/maennlichkeit-heute/

15 www.spiegel.de/spiegel/print/d-64628264.html

16 www.spiegel.de/spiegel/print/d-57038118.html

17 T. Maurice u.a., Neuropsychopharmacology 2008, 33(7), S. 1584–1602.

18 H. Scheithauer u.a., Problemverhalten und Gewalt im Jugendalter. Kohlhammer Verlag, Stuttgart, 2008.

19 J. Griffiths u. T. Lovick, J Comp Neurol. 2005, 486(1), S. 89–97.

20 J. Müller-Jung, Denn sie wissen nicht, was ihr Kopf tut. FAZ, 28. August 2009.

21 J. Müller-Jung, a. a. O.

22 A. K. Hahn, Die Abschaffung der Kindheit. FAZ, 4. November 2009.

23 J. Koch, Der Fluch der dicken Babys. Der Spiegel, 7/2010.

24 www.3sat.de/page/?source=/hitec/129797/index.html

25 J. Koch, a. a. O.

26 Ebenda.

27 J. M. Wojcicki u. M. B. Heyman, Let's Move. Childhood Obesity Prevention from Pregnancy and Infancy Onward. The New England Journal of Medicine, 14. April 2010.

28 www.washingtonpost.com/wp-dyn/content/article/2010/02/09/AR2010020900791.html

29 P. Frigo, C. Lang u. J. Huber, Untersuchungen zur Konzentration von Ethinylöstradiol und Östradiol im Abwasser der Stadt Wien. Umweltbundesamt 1996, S. 44–45.

30 www.greenpeace-magazin.de/index.php?id=4856

31 M. D. Anway u.a., Science 2005, 308, S. 1466–1469.

32 E. Dos Santos u.a., Horm Metab Res. 2010, 42(7), S. 514–20.

33 www.spiegel.de/spiegel/print/d-69277669.html

34 Y. Le Bouc u.a., Ann Endocrinol (Paris). 2010, 71(3), S. 237–8.

35 S. Tierling u.a., J Med Genet. 2010, 47(6), S. 371–6.

36 D.J. Amor u.a., Hum Reprod. 2008, 23(12), S. 2826–34.

37 A. Kong u.a., Nature. 2009, 462(7275), S. 868–74.

38 Onur Güntürkün, Nature 2003, 421, S. 711.

39 www.3sat.de/nano/bstuecke/27745/index.html

Die 267 Schicksaltstage der Schwangerschaft

1 Zit. nach: S. Karberg, Essen für das Erbgut. Süddeutsche Zeitung, 20. März 2008.

2 A.J. Watkins u.a., Br J Nutr. 2010, 103(12), S. 1762–70.

3 Ebenda.

4 B. Reusens u. C. Remacle, The International Journal of Biochemistry & Cell Biology 2006, 38, S. 913–922.

5 B. Bréant u.a., Horm Res 2006, 65 (Suppl. 3), S. 98–104.

6 K. A. Lillycrop u.a., British Journal of Nutrition 2007, 97, S. 1064–1073.

7 K. A. Lillycrop u.a., J. Nutr. 2005, 135, S. 1382–1386.

8 T. Harder u.a., Am J Epidemiol. 2008, 168(4), S. 366–73.

9 Ebenda.

10 Ebenda.

11 http://epigenome.eu/de/1,37,0

12 C. Murgatroyd u.a., Nat Neurosci. 2009, 12(12), S. 1559–66.

13 M. Esler u.a., Ann N Y Acad Sci. 2008, 1148, S. 338–48.

14 M. A. Maccani u.a., Am J Reprod Immunol. 2009, 62(2), S. 78.

15 Siehe: Steven H. Zeisel u.a., Nutr Rev. 2009, 67(11), S. 615–623.

16 Ebenda.

17 P. Handler u. F. Bernheim, Proc Soc Exp Biol Med. 1949, 72(3), S. 569–71.

18 S. H. Zeisel, J Pediatr. 2006, 149(5 Suppl), S. 131–6.

19 S.H. Zeisel u. K.A. da Costa: Nutr Rev. 2009, 67(11), S. 615–23.

20 V. A. Galton u.a., Endocrinology 2001, 142(5) S. 2123–8.

21 P. D. Gluckman u. Mark A. Hanson, Science 2004, 305 (5691), S. 1733–1736.

22 Y. Liu u.a., Epigenetics 2009, 4(7), 500–11.

23 Siehe dazu: J. Blech, Misshandelt im Mutterleib. Der Spiegel, 7. September 2009.

24 L.A. Ouko u.a., Alcohol Clin Exp Res. 2009, 33(9), S. 1615–27.

25 R.W. Brown u.a.: Endocrinology 1996, 137, S. 794–7.

26 E. Kajantie u.a.: J Clin Endocrinol Metab 2003, 88(1), S. 493–500.

27 J. Willer, BMJ. 2005, 330(7483), S. 120.

28 B. Novacovic, J Biol Chem. 2009, 284(22), S. 14838–14848.

29 www.dgou.de/de/meldungen/osteoporose-leitlinien.html

30 A. Judkins u. C. Eagleton, N Z Med J. 2006, 119(1241), S. U2144.

31 Ebenda.

32 http://de.wikipedia.org/wiki/Cholecalciferol#Vitamin.C2.A0D3_in_Nahrungsmitteln

33 A. M. Toschke, R. von Kries, Kinderärztliche Praxis 2004, 2, S. 85.

34 T. Schlinzig u.a., Acta Paediatrica 2009 (98), S. 1096–1099.

35 P. J Steer, Neena Modi: The Lancet 2009, 374, S. 675.

36 Ebenda.

37 A. Villar-Garea u. M. Esteller, Int J Cancer 2004, 112(2) S. 171–8.

38 C. S. Wyrwoll u.a., Endocrinology 2006, 147(1), S. 599–606.

39 W.D. Rees u.a., PPAR Res. 2008, 2008, S. 459030.

Was wir unseren Kindern schuldig sind

1 www.wienerzeitung.at/DesktopDefault.aspx?TabID=4850&Alias=wzo&cob=299605&DosCob=297215

2 Ebenda.

3 www.tagesspiegel.de/wissen/unsere-gene-unterhalten-sich-mit-der-umwelt/1654848.html

4 www.g-o.de/wissen-aktuell-11680-2010-05-19.html

Register